S.O.S. AUTISMO

Copyright © 2018 by Gaiato, Mayra, *S.O.S. Autismo: Guia Completo para Entender o Transtorno do Espectro Autista*. Licença exclusiva para publicação cedida à nVersos Editora. Todos os direitos reservados.

Diretor Editorial e de Arte
Julio César Batista

Produção Editorial
Carlos Renato

Preparação
Clara Diament

Revisão
Estúdio Lizu e Maria Dolores D. Sierra Mata e Rafaella de A. Vasconcellos

Arte da Capa e Ilustrações
Fernanda Chaves

Foto da Capa
Jonathan Higino

Editoração Eletrônica
Hegon Henrique

Dados Internacionais de Catalogação na Publicação (CIP)
(Câmara Brasileira do Livro, SP, Brasil)

Gaiato, Mayra - S.O.S. autismo: guia completo para entender o Transtorno do Espectro Autista / Mayra Gaiato. - São Paulo: nVersos, 2018.
ISBN 978-85-54862-08-4
1. Autismo infantil 2. Crianças autistas
3. Crianças autistas - Relações familiares
4. Crianças com transtorno do espectro autista - Cuidado e tratamento 5. Pais de crianças autistas
6. TEA (Transtorno do Espectro Autista) I. Título.
18-21761 CDD-618.928982

15-09250   CDD-649.1

Índices para catálogo sistemático:

1. Crianças com Transtorno do Espectro do Autismo: Psicologia infantil: Medicina 618.928982
Cibele Maria Dias - Bibliotecária - CRB-8/9427

1ª edição – 2018
8ª edição – 2024

Esta obra contempla o Acordo Ortográfico da Língua Portuguesa
Impresso no Brasil / *Printed in Brazil*

nVersos Editora
Rua Cabo Eduardo Alegre, 36
01257060 – São Paulo – SP
Tel.: (11) 3995-5617
www.nversos.com.br
nversos@nversos.com.br

Mayra Gaiato

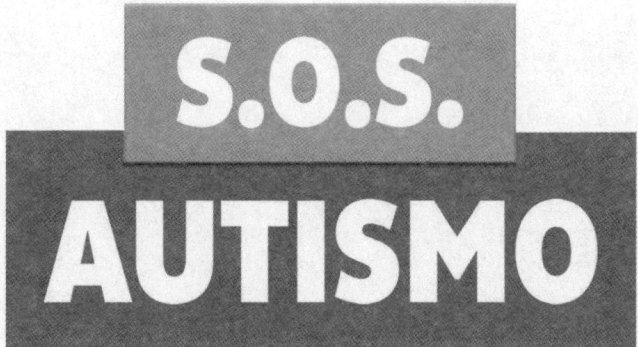

Guia Completo para Entender o
Transtorno do Espectro Autista

8ª Edição

nVersos

AGRADECIMENTOS

À minha família, claro. Pelo apoio nos estudos e por entenderem quando passo aniversários, dias das mães e outras datas fazendo cursos ou escrevendo.

Bibi e Bubu pelo vínculo que construímos mesmo com ausência da "mãedrasta" em muitos momentos! Pelo apoio enquanto eu precisava escrever, e por cuidarem bem do papai, da Babi e da Cleide (nessa ordem) quando eu não estou.

Michael Campos pelo apoio incondicional. Jamais teria conseguido sem a sua infinita paciência, calma e amor.

Sonia Calil por me apresentar a psicologia, ser um modelo saudável para mim e por revisar e discutir o livro inteiro!

João Massafera, que ajudou muito no começo deste projeto, quando as primeiras páginas do Word em branco começaram a ser preenchidas.

Keli Santos, amiga e filha adotiva que fica do meu lado em todos os momentos, para tudo e qualquer coisa. Obrigada pelos vários capítulos revisados e por suas ricas sugestões.

Renata Diodato e Carolina Yoshida pelas revisões, sugestões, parceria literária e na clínica.

Luiz Felipe e Carol Barros, que me lançaram no YouTube e me mostraram a importância de extrapolar o conhecimento para além da sala de terapia.

Gustavo Teixeira pela surpresa boa de ter encontrado alguém que pensa como eu, por topar todos os meus projetos, pelo *Reizinho Autista* e por querer mudar comigo a visão do autismo no Brasil.

Karina Grecu e Adriana Guimarães pela irmandade e por cuidarem da minha mente, corpo e espírito através da ioga e da fitoterapia, para eu poder escrever e viver melhor.

Fernanda Chaves pelas imagens contidas neste livro, pela disponibilidade (nas madrugadas, inclusive) em fazer todas as artes e cuidar comigo das redes sociais, de maneira sempre impecável.

Mirian Pires Cardoso, terapeuta ocupacional de integração sensorial pela revisão do capítulo "Alterações Sensoriais" e pela amizade construída na Neuro-USP.

Fernando Rodrigues e Denise Paiva pelas pesquisas e apoio jurídico nesse livro e na minha vida.

À Equipe Mayra Gaiato, mais que um time, uma família! Por segurarem todas as demandas enquanto eu estou fora e por serem esses companheiros incríveis! Estamos juntos, sempre!

A todas as crianças que passaram pela clínica e deixaram uma semente para que esse livro florescesse.

A todas as crianças com autismo no Brasil. Tudo é por vocês.

PREFÁCIO

O Transtorno do Espectro Autista é uma condição comportamental que desafia médicos, psicólogos e demais profissionais da saúde mental infantil, pois o diagnóstico possui uma heterogeneidade de sintomas com possibilidades infinitas de características envolvendo prejuízos de linguagem, sociais, acadêmicos, cognitivos e emocionais.

Somados a isso, temos um número reduzido de profissionais especialistas e qualificados, um número crescente de casos e uma inabilidade generalizada entre profissionais para lidar com as famílias a fim de elaborar tratamentos individualizados e necessários.

Atualmente, sabemos que o autismo é um transtorno do comportamento que possui "janelas de oportunidade" para intervenção. Isso significa que, se esperarmos para agir, perderemos chances ímpares de promover a melhora da criança e limitaremos sua chance de obter sucesso na diminuição de muitos sintomas. Logo, a precocidade do diagnóstico e do tratamento é fundamental para ajudar no prognóstico e permitir que a criança seja tratada desde a idade pré-escolar.

Fatos como esses reforçam a importância da divulgação científica por meio de materiais psicoeducativos. Há 15 anos não havia ofertas de material psicoeducativo para orientação de pais, familiares, educadores ou mesmo profissionais da saúde sobre questões comportamentais. Esse foi um dos motivos que me direcionou para dedicar minha carreira médica à área psicoeducativa, pois sempre acreditei que o sucesso terapêutico começa com um bom trabalho de informação e de orientação de pais.

Assim, minha história pessoal de luta pela democratização de informação psicoeducacional no Brasil e nos EUA se mistura com a dedicação, o profissionalismo e o amor da Dra. Mayra Gaiato pelo mesmo tema.

Tive a honra de conhecê-la pessoalmente durante meu curso anual para o Department of Special Education da Bridgewater State University. Sua sólida formação acadêmica, aliada ao seu entusiasmo e desejo de transformar a vida de crianças e seus familiares, me cativou.

Psicóloga especialista em intervenções precoces e neurocientista, a Dra. Mayra conhece como poucos as preocupações, angústias e anseios de pais, familiares, educadores e profissionais de crianças no espectro autista. Trabalhando muito, com dedicação ímpar e de forma incansável, ela inspira famílias e profissionais no país inteiro e levanta a bandeira pela causa autista no Brasil.

S.O.S. Autismo é uma viagem pelo mundo singular dessa condição médica. A autora navega nos apresentando enfoques para os sintomas precoces na infância, assim como nos orienta para os desafios da adolescência e da vida adulta.

Atualizações neurocientíficas e explicações sobre a neuroplasticidade cerebral são abordadas com leveza e oferecem um embasamento científico para nos ensinar uma série de técnicas e exercícios práticos para aplicação de pais, professores ou terapeutas para o melhor desenvolvimento das crianças no que se refere à estimulação precoce, manejo de comportamentos difíceis, birras, alterações sensoriais e treinamento em habilidades sociais.

Resumidamente, posso afirmar que o livro é fantástico! O tema denso e difícil é facilmente abordado de forma clara e coesa, utilizando exemplos e casos clínicos reais que auxiliam na melhor compreensão do leitor e na orientação de pais e profissionais da educação e que são enfatizados como ferramentas essenciais para o tratamento da criança autista. Todos os recursos literários utilizados são mérito total da habilidade, sensibilidade e sutileza da autora.

Sem dúvida nenhuma, *S.O.S. Autismo* é um livro que deve ser lido por todos aqueles que acreditam no poder transformador da educação e que podem mudar a vida de crianças e adolescentes no espectro autista.

Parabéns à Dra. Mayra, e boa leitura!

Gustavo Teixeira, M.D. M.Ed.
Cofundador e Diretor Executivo do CBI of Miami
Professor do Department of Special
Education – Bridgewater State University
Mestre em Educação Especial –
Framingham State University

DEPOIMENTO

Aracaju, 24 de outubro de 2018.

Nós nos conhecemos na escola e no ano de 1995 começamos a namorar. Um namoro pueril de dois adolescentes com 15 e 17 anos, cheios de sonhos e muitos planos. Pois é, muitos planos! No dia 20 de junho 1995 selamos um compromisso e desde então sonhamos em casar. E tudo que vivíamos de bom nos dava mais vontade de estarmos juntos e, nas dificuldades, sempre buscávamos a solução na esperança de que, quando formássemos uma família, faríamos diferente. Os anos foram passando (e como passaram rápido!) e fomos assumindo outros papéis como estudantes de psicologia e de administração, assumindo novas responsabilidades e projetos, conhecendo novas pessoas, ideias, filosofias, mas a vontade de estar juntos e formarmos uma família não mudava, mesmo havendo modificações em nossas vidas. Cada conquista profissional e financeira era comemorada e havia um destino: nossa casa! Nós nos formamos e logo decidimos noivar. Claro que a essa altura todos já perguntavam se o casamento não sairia, afinal já eram dez anos de namoro! A cobrança não nos incomodava, pois também tínhamos a convicção, que somente casaríamos quando pudéssemos ter o nosso lar e sermos independentes financeiramente. Sempre tivemos esse pensamento, pois mesmo iniciando uma relação muito jovens e sonhadores, nós sempre fomos muito responsáveis e realistas. Então tudo teria que ser bem planejado.

Em 2006 decidimos casar. Tudo conforme nos programamos, formados, trabalhando, independentes e com nosso apartamento mobiliado. Em 30 setembro de 2006 dissemos ei aceito diante dos amigos e familiares. Foi tudo lindo! Iniciamos a vida a dois de forma consciente, planejada e com muito amor. Decidimos não ter filhos de imediato. Queríamos curtir um pouco o casamento, mesmo já estando juntos há 11 anos.

No final de 2008, decidimos ser pais. Checamos a saúde e estava tudo *ok*. Em fevereiro de 2009, fomos agraciados com a confirmação da gravidez! Quanta felicidade! Não tínhamos preferência de sexo, queríamos apenas ser pais. Toda a gravidez foi tranquila e repleta de muito amor. Em 05 setembro de 2009, veio ao mundo nossa princesa Sophia, nosso sol, nossa luz! Nossas vidas mudaram muito, mas queríamos viver aquele tão sonhado e desejado momento. Os primeiros meses foram *punk*, Mas estávamos felizes! Cada momento com ela, cada descoberta, cada novidade, muita celebração, muito amor! Já nos perguntávamos: por que esperamos tanto tempo para viver aquilo? Porque era uma sensação de nos sentirmos plenos e completos!

Os meses foram passando e tudo parecia ir bem. Nós nos preocupávamos com os refluxos e com o sono, mas como Sol ia regularmente ao pediatra, nossas queixas eram acalentadas pelo médico.

Aos sete meses, Sophia interagia bem, batia palmas, falava "mama" e "papa". Ao completar um ano, percebemos que a fala não evoluía e não demonstrava interesse nas pessoas que não faziam parte do seu cotidiano. Começamos a questionar isso junto ao pediatra e continuamos sendo acalmados com a explicação de que cada criança tinha seu tempo... mas algo nos inquietava e estávamos atentos, mesmo sem saber de algo concreto...

Em fevereiro de 2010, uma surpresa! Nova gravidez! Nossa! Perdemos o chão! A primeira situação não planejada em nossas vidas! Uma bebê de um ano e cinco meses e outro na barriga! O susto passou logo e começamos a curtir a ideia de termos dois filhos com idades próximas. Quando Sol completou um ano e nove meses, decidimos colocá-la na escola para auxiliar no desenvolvimento de sua fala e para brincar com crianças da sua idade, já que convivia a maior parte do tempo com adultos. Nessa época, o barrigão com nosso príncipe Pedro, só crescia! Como estávamos felizes! Um casal! Família completa!

Passados 2 meses que Sophia estava na escola, marcamos reunião para termos um *feedback* e para sabermos como estava o seu desenvolvimento e sua adaptação, pois iniciando a convivência escolar, observávamos as crianças da sala e percebíamos que Sol agia diferente... A escola confirmou nossa suspeita... Nossa pequena não estava interagindo com outras crianças, suas brincadeiras não eram funcionais e sua fala não se desenvolvia... Escutamos tudo com muita atenção e agradecemos o retorno. Ao sair, choramos muito e juramos continuar juntos para o que viesse pela frente. Mais uma situação não planejada...

Procuramos uma neuropediatra em nossa cidade, mas na consulta nenhum diagnóstico foi fechado. Foi sugerido uma possibilidade de ser autismo e orientado que fosse iniciado tratamento com um fonoaudiólogo. Choramos muito, mais uma vez... Iniciamos nossas pesquisas sobre autismo e ficávamos muito incomodados por não ter um diagnóstico e Sol estar apenas com intervenção de um fono. Decidimos ir para São Paulo, mas a gravidez de Pedro já estava no oitavo mês e não era mais permitido viajar de avião. Combinamos ir quando Pedro completasse quatro meses. Assim fizemos passamos por dois neuropediatras e um psiquiatra. Todos confirmaram o diagnóstico: autismo! Mais uma vez, choramos muito, mas tínhamos a certeza de que faríamos o que fosse necessário e que cuidaríamos dela com muito amor... Saímos de São Paulo com a missão de buscar profissionais especialistas em autismo.

Alguns nomes de profissionais de São Paulo foram sugeridos. Ao chegarmos em Aracaju, iniciamos os contatos. Os primeiros foram trágicos... o que importava era quanto de dinheiro tínhamos para pagar e não o que poderiam oferecer para nossa filha. Quanto desespero! Entramos em contato com a última indicação, mesmo sem grandes esperanças e eis que chega em nossas vidas, o primeiro anjo azul: Mayra Gaiato! O primeiro contato já foi muito caloroso. Todas as perguntas foram voltadas para a Sol e em nenhum momento tratou-se de dinheiro. Conversamos por muito tempo e ao concluir a conversa, no primeiro contato, Mayra nos falou: "Já estou no caso. Não sei como vou fazer. Mas meu coração pede para atender Sophia". Quando perguntamos quanto seria, ela simplesmente respondeu: "Isso depois resolvemos". A partir de então, esse anjo em forma de gente, acompanha nossas vidas. Com ela aprendemos muito sobre autismo. Aprendemos o que fazer com nossa pequena. Mayra veio para Aracaju e interagiu com a escola, família, terapeutas e outros pais de crianças com autismo. Sempre muito amável, simples e muito segura no que faz. Escolhemos a equipe que atenderia Sol e todos foram treinados por Mayra. Sempre muito disponível e compartilhando todo seu conhecimento. Aprendemos não só o que era autismo, mas o que e como fazer. Aprendemos a importância da equipe multidisciplinar e da participação e envolvimento da família.

Junto com o diagnóstico do autismo, vem o medo, a insegurança, a incerteza, os questionamentos... para um casal super planejado então... quantas dúvidas!

Mas ter Mayra ao nosso lado tornou nossa dor mais leve, veio a esperança, a vontade de continuar vivendo e buscando possibilidades. Mayra nos ajuda a decifrar o que é necessário e a afastar o que é ilusório... porque propostas mirabolantes para "tratar" crianças com autismo não faltam!

Hoje Sol tem nove anos e Pedro, sete. A incerteza ainda faz parte dos nossos pensamentos, mas já conseguimos ter uma vida mais parecida com a que sonhamos lá em 1995... cuidando do casamento, cultivando o trabalho que tanto amamos, tendo vida social e, principalmente, uma família, agora já sem muito planejamento, mas repleta de muito AMOR!

A você, Mayra, nossa eterna gratidão! Que Deus continue a iluminar sua linda missão. Muitas famílias precisam de você. Estaremos sempre de pé, aplaudindo o seu sucesso.

Da família que tanto te ama,
Sophia, Pedro, Araceli e Rui

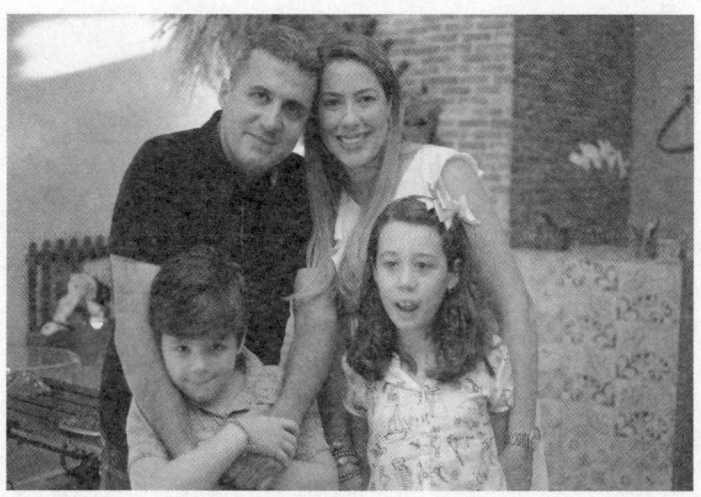

SUMÁRIO

Introdução 19

O que é TEA? 21

Identificação do TEA 27

Desenvolvimento infantil – comportamentos esperados 33

Diagnóstico de autismo 41

Impacto do diagnóstico na família 51

Causas 61

Autismo e cérebro social 65

Como o cérebro aprende 75

Tratamentos e intervenções 83

Manejo de comportamentos inadequados 93

Alterações sensoriais x birras 97

Adolescentes com autismo 101

Vida adulta e trabalho 105

Orientação de pais 109

Autismo na escola 117

Ganhar atenção e confiança da criança 127

Como brincar e não brincar com a criança 139

Atividades e brincadeiras que estimulam e divertem ao mesmo tempo! 149

Linguagem – comportamento verbal 163

Sono – como dormir sozinhos 171

Estereotipias 179

E o futuro? A cura do autismo 185

Depoimento de pais – a vida real 189

Portadores de TEA e o direito 231

Anexos 239

Referências bibliográficas 255

INTRODUÇÃO

Frequentemente ouvimos que o autismo é um transtorno muito "misterioso". Quando questionamos, poucos sabem explicar como é uma criança com autismo. As respostas mais comuns são "aqueles pequenos gênios", ou "aquelas crianças isoladas, que vivem em um mundo particular". Se tentarmos buscar na memória a associação que fazemos a essa palavra, seremos levados à imagem de uma criança totalmente isolada, escondida em um canto da casa fazendo movimentos giratórios com algum objeto e sem responder ao nosso chamado. Poucos sabem que diversos outros sintomas, muito mais sutis, fazem parte também deste diagnóstico, que é tido por alguns como difícil de se fazer. A falta de experiência de certos profissionais é a principal responsável por tal situação, que pode ser alterada com mais informação e formação de especialistas na área. Acabar com o "mistério", com base em dados estatísticos e científicos, é um dos objetivos principais desse livro.

Atualmente, o autismo é conhecido como TEA – Transtorno do Espectro do Autismo, por apresentar vários sintomas diferentes de socialização inadequada, dificuldade de comunicação e interesses restritos.

Segundo um grande estudo publicado em 2018 pelo Centro de Controle de Doenças e Prevenção de Saúde norte-americano (CDC – *Center for Disease Control and Prevention*), o autismo afeta, hoje, uma em cada 59 crianças. Logo, se considerarmos que a rede pública de ensino do Brasil atende cerca de 37 milhões de alunos (MEC, 2015), pode-se dizer que cerca de 600 mil crianças e adolescentes apresentam alguns dos sintomas do TEA, e isso apenas nas escolas públicas! Estima-se que a maior parte dessas crianças e adolescentes não recebe, no Brasil, o tratamento necessário para o desenvolvimento de habilidades sociais e de comunicação para a redução dos prejuízos que os sintomas acarretam.

Sabemos, por meio de pesquisas científicas, que é possível ensinar e modelar comportamentos sociais, motores e de comunicação, além da capacidade de raciocínio. A comunidade médica reconhece que o tratamento do autismo deve ser feito de forma sistemática logo nos primeiros anos de vida graças à capacidade do cérebro de receber novas informações com maior facilidade nessa faixa etária. O tratamento correto e constante é imprescindível para o bom prognóstico e para minimizar as consequências dessa patologia na vida do indivíduo portador.

Justamente por ser um espectro, as características apresentadas no TEA variam muito. Diariamente, recebemos familiares, cuidadores e professores muito confusos com o diagnóstico. Quando fazemos uma pequena pesquisa na internet, procurando por casos conhecidos ou de crianças com autismo, vemos uma infinidade de sintomas, muitas vezes diferentes dos apresentados por nossos filhos, causando essa sensação de dúvida e, às vezes, até de alívio.

Com a finalidade de reduzir suas dúvidas, esse livro segue o trajeto de como reconhecer, lidar e ajudar em tais casos. Buscaremos sempre, em todos os capítulos, dar uma atenção especial à prática diária. Nossa intenção é levar até você, mãe, pai e educador, por meio de uma linguagem simples e acessível, as últimas descobertas, novidades e experiências clínicas de quem se dedica de corpo, alma e coração às crianças com TEA.

A primeira parte do livro fala, resumidamente, das causas e explicações teóricas mais importantes. A segunda parte traz para o seu dia a dia sugestões e ideias de estímulos que funcionam, comprovadamente, na melhoria da qualidade de vida dos meninos e meninas diagnosticados com o TEA.

O QUE É TEA?

Enrico é um garoto muito esperto e hoje está com quatro anos de idade. Aos dois anos, seus pais começaram a notar que ele apresentava comportamentos muito elaborados, acima dos esperados para sua idade, tais como planejar como colocar bancos para subir em gavetas e alcançar algo que queria no armário! E também mexer em todos os recursos de celulares! Porém, também apresentava atrasos. Enrico não falava e não apontava. Virava-se sozinho para conseguir o que queria ou puxava as pessoas pelo braço para que pegassem para ele. Gostava muito de correr e o fazia de um lado para outro da sala, rindo. Não se interessava pelas brincadeiras nem pelos jogos que os pais tentavam fazer com ele. Gostava de brincar com letras, números e, em pouco tempo já reconhecia todos! Gostava de colocar todos no chão da sala e ficava bravo quando os pais tentavam entrar na sua "brincadeira". Enrico apresenta TEA?

Quando uma criança chega ao consultório, não sabemos nada sobre ela. É uma caixinha de surpresas. Tudo que ela faz é importante para conhecermos e entendermos seu funcionamento. A família tem expectativas sobre as questões que são discutidas sobre o desenvolvimento dos filhos. Geralmente chegam encaminhados pelo pediatra, pelo fonoaudiólogo ou pela escola. Já houve desconfiança deles e/ou dos próprios pais sobre a criança apresentar transtorno do espectro do autismo.

O TEA, ou simplesmente autismo, é um transtorno do neurodesenvolvimento. Isso significa que algumas funções neurológicas não se desenvolvem como deveriam nas respectivas áreas cerebrais das pessoas acometidas por ele. É uma condição complexa, e muitos fatores contribuem para o risco.

Os sintomas também variam e, por isso, não encontramos correlação entre grandes amostras nas pesquisas. São muitas as disfunções neurológicas encontradas em pessoas com autismo. Esses sintomas aparecem quando as crianças ainda são pequenas. Precisam estar presentes antes dos três anos de idade.

O próprio nome – Transtorno do **Espectro** do Autismo – já nos dá uma ideia de amplitude e variedade. Assim como o espectro da cor é uma decomposição da cor branca, o do autismo também passa por uma variedade de sintomas nas áreas de comunicação social e de interesses restritos e estereotipados. Demonstraremos a seguir os comportamentos mais comuns em ambas as áreas.

COMUNICAÇÃO SOCIAL

As crianças diagnosticadas com o transtorno costumam apresentar déficits na interação com os seus familiares e colegas, que podem ocorrer das seguintes maneiras:

- Não se interessam por coisas que as outras crianças propõem (brinquedos ou brincadeiras que não sejam do seu interesse). Por exemplo, enquanto as outras crianças brincam com peças de montar e planejam fazer um prédio, a criança com autismo usa as peças para enfileirar ou empilhar.

- Apresentam dificuldade em se relacionar socialmente de forma adequada. Quando crianças, podem se virar de costas para os colegas, ficar fora das rodas de história na escola ou correndo nas festinhas infantis, enquanto seus colegas seguem os monitores, por exemplo.

- Aproximação de uma maneira não natural, robotizada, "aprendida", e fracassa nas conversas interpessoais, com dificuldade em iniciar ou responder a interações sociais.

- Demonstrações de pouco interesse no que outra pessoa está dizendo ou sentindo. Por exemplo, quando alguém relata estar aborrecido com o trabalho, a pessoa com TEA pergunta sobre o tipo de serviço que ele faz e não sobre o sentimento apresentado.

- Integração pobre entre a comunicação verbal e a não verbal, contato visual e linguagem corporal.

- Dificuldade de entender a linguagem não verbal das outras pessoas, tais como as expressões faciais, gestos, sinais com os olhos, cabeça e mãos.

- Dificuldade em se adaptar a diferentes situações sociais, tais como dificuldade de dividir brinquedos, mudanças de brincadeiras, participar de brincadeiras imaginárias (casinha, por exemplo).

Mas você deve estar se perguntando: o que é uma forma "adequada" de interagir?

A sociedade coloca alguns padrões "não ditos" que delineiam a maneira com a qual devemos nos portar uns com os outros. Para as pessoas com TEA, a dificuldade está em adivinhar essas regras. Elas podem parecer dar pouca importância para o que o outro está falando ou fazendo ou se envolver demais, de maneira que não entende sinais sociais de que aquela conversa está encerrada ou que já foi suficiente para o outro.

INTERESSES RESTRITOS E PADRÕES REPETITIVOS

Além da área de comunicação apresentada nesse último tópico, há as características relacionadas aos interesses restritos e padrões repetitivos. As crianças diagnosticadas com o TEA podem apresentar:

- Movimentos repetitivos ou estereotipados com objetos e/ou fala. Por exemplo, pegar um carrinho, virar e girar a rodinha repetidamente, em vez de brincar da forma esperada; pegar bonecos e jogá-los ou colocá-los na boca, em lugar de montar uma brincadeira criativa com eles.

- Na fala, repetições de narração de filmes ou desenhos, falando sozinhos em uma linguagem "própria", sem função de interação social.

- Insistência em rotinas, rituais de comportamentos padronizados, fixação em temas e interesses restritos. Por exemplo, só falar de carros ou de um personagem, não se interessando por outros assuntos; só querer jogar o mesmo jogo no *tablet*.

- Hiper ou hiporreação a estímulos do ambiente, como sons ou texturas.

- Estereotipias motoras, movimentos repetitivos com o corpo ou com as mãos, tais como abanar as mãozinhas, pular ou rodar, bater as mãos, balançar objetos.

- Extrema angústia com pequenas mudanças na rotina, como mudar o caminho de casa, por exemplo. Gostam de manter os mesmos costumes, entendem que o mundo "correto" é como eles aprenderam na primeira vez. Tentam manter o mesmo padrão sempre. Se entendem que portas e gavetas devem ser fechadas, tentarão mantê-las desta maneira.

- Forte apego a objetos, gastando muito tempo observando ou usando um mesmo brinquedo ou segurando, sempre que podem, algo que caiba nas mãos. Mesmo quando pedimos para escolher outro, não conseguem parar de se preocupar com aquele objeto determinado. Nesses momentos, dificilmente a criança compartilha conosco o que está fazendo, não traz para nos mostrar e não nos olha com a intenção de verificar se estamos olhando para ela.

- Sensibilidade a barulhos, cheiros, texturas de objetos ou extremo interesse em luzes, brilhos e determinados movimentos repetitivos, como objetos girando ou ventiladores, por exemplo.

- Alteração na sensibilidade à dor. Algumas vezes, os pais descrevem quedas ou batidas em que crianças com TEA parecem não sentir dor.

Como cada indivíduo é único, as crianças com TEA podem apresentar nuances diversas dentro dessas características descritas anteriormente e não precisam apresentar todos os sintomas. Se uma dessas características (ou outras dessas áreas) traz prejuízos à criança, deve ser investigada imediatamente. Os prejuízos podem envolver déficits que farão com que a criança se exponha menos a situações com oportunidades de aprendizagem. Um pouco menos, a cada dia, pode trazer prejuízo grande com o passar dos meses e da idade.

Enrico, o garotinho apresentado no início deste capítulo, apresenta sinais de dificuldade em comunicação social e interesses restritos. Os sintomas são muito sutis quanto mais novas são as crianças, mas ele foi tratado desde cedo e, hoje, apresenta menos sintomas do espectro.

IDENTIFICAÇÃO DO TEA

Agora que já discutimos os diversos sintomas existentes no espectro do autismo, chegou a hora de avaliarmos a criança. Existem muitos questionários e instrumentos que têm como base os principais sintomas do transtorno.

As crianças que apresentam os sintomas mais graves são facilmente diagnosticadas e encaminhadas. Porém, muitas delas possuem apenas alguns traços do espectro, o que torna a avaliação mais complexa. Recebemos depoimentos de familiares que relatam traços de TEA nos filhos, mas quando buscam a ajuda de profissionais acabam por receber diagnósticos contraditórios. Assim, as dúvidas aumentam mais. Os pais ficam muito apreensivos e, muitas vezes, não sabem o que fazer.

Com o objetivo de mitigar suas dúvidas, elaboramos três perguntas básicas com os sintomas mais característicos do espectro:

A criança olha nos olhos? Ela segue alguns comandos? Ela imita, brinca?

Muitas vezes, na primeira consulta, os pais respondem "sim" às questões básicas relacionadas popularmente ao autismo. Sim! Crianças com autismo também fazem tudo isso. Ter esse repertório não significa não ter traços do espectro. A investigação dos sintomas vai além.

As crianças com sintomas de autismo não são "incapazes". O fato é que fazem tudo isso MENOS do que os pares da mesma idade fazem em número de vezes e em qualidade da interação.

Repertórios importantes de serem observados:

1. A criança se comunica como as outras da mesma idade?

Aqui entende-se comunicação como estratégias verbais e não verbais com o objetivo de interação com terceiros. Comunicar-se não significa procurar o outro somente quando se deseja algo. Conversar, ouvir, interessar-se pelo que os outros têm a transmitir é importante.

A palavra "comunicação" deriva do termo latino *communicare*, que significa "partilhar, participar algo, tornar comum". Sem a comunicação, cada um de nós viveria um mundo singular!

Comunicar é tornar comum, podendo ser um ato de mão única, ou de mão dupla, que significa COMPARTILHAR, emitir e receber informações.

Se a criança não fala, ela pode usar outros meios para interagir com as outras, como fazer gestos e mímicas, compartilhar objetos, acompanhar o apontar dos pais quando eles mostram algo. A reciprocidade é essencial na comunicação.

2. Ela interage tão bem quanto seus colegas?

Por meio dos processos interativos, o ser humano se transforma em um sujeito social. Entende-se aqui como "interação" dar importância para as outras crianças, buscar e aproximar-se dos pares.

A interação social está presente em nossas vidas o dia todo. Envolve brincar, ficar com as pessoas, partilhar objetos e brinquedos, fazer coisas juntos, sendo recíproco na interação. Interagir também é imitar comportamentos sociais e usá-los, como dar beijo, tchau, compartilhar coisas, imitar e rir das gracinhas.

Em casa a família se adapta muito às características da criança. É importante observar como as crianças estão agindo com seus pares, na escola, por exemplo.

3. Ela se interessa por diversas atividades e brincadeiras?

Quando participamos de meios sociais, seja em brincadeiras ou por obrigações do dia a dia, precisamos flexibilizar nossas ideias e desejos em função do que os outros querem. Não estamos sozinhos e, por isso, não podemos fazer somente o que queremos o tempo todo. Ter flexibilidade mental ajuda a se adaptar às necessidades diárias, como, por exemplo, quando precisamos conversar sobre assuntos em que não temos tanto interesse.

Analisemos os resultados. Se sua resposta foi "não" ou "mais ou menos" para essas perguntas, é importante que você entenda que tais características são sinais de alerta para o Transtorno do Espectro do Autismo. Se você percebeu essas alterações, procure um especialista imediatamente.

As mães, geralmente, são as primeiras a perceber dificuldades na interação do filho, parecem sentir algo estranho. É comum que, no momento da amamentação de seus filhos, as mães se frustrem com a falta de contato visual. Porém, quando elas têm coragem de expressar sua preocupação, são criticadas. As pessoas ao redor – pais, avós e tios – não percebem tão rápido. Traz um grande conforto a elas ouvir que seu filho é perfeito, inteligente e que não há com o que se preocupar. Mas, muito em breve, elas se sentem novamente angustiadas com a situação.

São muitas as desculpas dadas para os atrasos no desenvolvimento de uma criança. Pode-se dizer que ela é mimada; que foi criada com babá e não recebeu muitos estímulos; que não convive com crianças e por isso não brinca; ou mesmo que está em um ambiente bilíngue e por essa razão está com atraso de linguagem. Encontramos diversas justificativas que nos levam a esperar e adiar o tratamento.

Apesar dos seus pais sentirem, não é obrigação dos pais, mas sim dos profissionais de saúde e educadores identificarem características que podem ser tratadas. O diagnóstico conclusivo deve ser feito por um médico especialista. Os mais familiarizados com o tema são os psiquiatras da infância e adolescência ou os neurologistas infantis. Mesmo sem o diagnóstico fechado, é importante começar as intervenções assim que os sintomas forem percebidos. Quando o tratamento é feito cedo, a criança tem mais chances de acompanhar os pares e a probabilidade de independência e autonomia na vida aumenta.

O relato a seguir é a história do garotinho Arthur, que chegou à nossa clínica um pouco mais tarde do que gostaríamos.

Arthur é o filho que os pais sempre esperaram. Atingiu todos os marcos do desenvolvimento quando bebê. Falou, andou e brincava como qualquer outra criança até os dois anos de idade. Mas, a partir do segundo aniversário, os pais notaram diferenças em seus comportamentos... Arthur parou de falar as palavrinhas que costumava usar, não atendia mais a comandos e não queria mais brincar. Parecia nem se importar quando os pais chegavam do trabalho. Ficou agitado, correndo sem função. No parque, preferia correr a brincar nos brinquedos com seus amigos. Os pais suspeitaram de autismo, mas não conseguiam aceitar. Queriam resgatar o filho, mas não sabiam como fazê-lo. Esperavam, todas as manhãs, que ele acordasse diferente. Que voltasse a ser como antes. Sempre identificavam fatores que justificavam o atraso: o nascimento do irmãozinho, a separação da mãe por ter entrado em período integral na escola, estar triste por diversos motivos, ser tímido. E assim chegou aos seis anos. Os pais entenderam que ele realmente não mudaria se não recebesse terapia. Porém, quando foi para o tratamento, sem falar, ignorando os comandos sociais e as pessoas, seus coleguinhas da mesma idade já estavam sendo pré-alfabetizados na escola! Arthur não tinha mais chances de acompanhar o seu grupo social, mesmo com o início do tratamento. Já estava muito atrasado. Apesar de ter evoluído muito, o atraso se manteve significativo.

Identificamos histórias semelhantes em pacientes adultos. Há anos, o diagnóstico de autismo ainda era mais difícil de se receber. Crianças com essas alterações eram tratadas com tentativas e erros, como deficientes mentais. Hoje, vemos muitos adultos com um bom funcionamento, mas que não foram estimulados e que precisam viver em instituições, mesmo sendo inteligentes, pois não aprenderam a conviver adequadamente em sociedade e manifestam muitos comportamentos disruptivos, como agressividade e falta de controle.

Crianças com Transtorno do Espectro Autista (TEA) ainda são diagnosticadas mais tarde que o ideal, que é antes dos dois anos de idade. Há um crescente corpo de evidências mostrando que a intervenção precoce pode melhorar as habilidades sociais e de comunicação em crianças com esse transtorno.

Falaremos mais adiante sobre a capacidade incrível que o cérebro das crianças tem de aprender e se modificar, no capítulo sobre neuroplasticidade (a palavra pode parecer difícil, mas dedicarei farta explicação sobre seu conteúdo nos próximos capítulos). Até porque a Neurociência e a possibilidade de transformar cérebros e recuperar crianças são meus temas prediletos.

DESENVOLVIMENTO INFANTIL – COMPORTAMENTOS ESPERADOS

Apesar de podermos identificar antes dos dois anos de idade e reconhecer sinais até mesmo em bebês pequenos, poucas crianças com TEA são identificadas antes dos três anos de idade.

Pior do que ter trabalho com o tratamento precoce é olhar para trás quando nossos filhos estão mais velhos e perceber que devíamos ter feito algo antes...

É importante observarmos os sinais em crianças desde muito pequenas, pois as chances de melhora são muito maiores, em razão da neuroplasticidade nessa idade, como você verá nesse livro.

Eduardo chegou no meu consultório com nove meses de idade. Isso mesmo: MESES. O pediatra me ligou dizendo que estava com um bebê com pouco contato visual e interação. Dudu também estava atrasado no desenvolvimento motor. Os pais prontamente atenderam à indicação do pediatra e levaram o pequeno "baby" ao meu consultório no dia seguinte. Deixei Dudu no tapete, e ele tinha dificuldade para se virar, acompanhar chamado, e não compartilhava com os pais (com olhar ou gestos) os brinquedos que eu lhe dava. Dudu também não correspondia às gracinhas que fazíamos com a boca ou com os olhos. Parecia não achar graça. Ria muito pouco, apesar de fazê-lo ocasionalmente.

Os pais estavam confusos, pois, apesar de parecer muito ausente, o bebê brincava de "cadê/achou". Olhava para os pais nesse momento e ria. Entendia perfeitamente essa brincadeira. Esse é o exemplo clássico de uma criança que só apresentava alguns traços e não todas as características do autismo.

A reação imediata dos pais propiciou ao Dudu receber estimulações diferentes das tradicionais. Vinha ao consultório com os pais, que recebiam dicas estratégicas de estimulações diferenciadas. Dudu também passou a receber estimulações de terapeuta especialista em casa, duas vezes por semana. Nos outros dias, a babá ficava incumbida de fazer os exercícios com ele. Rapidamente Dudu reagiu e passou a interagir, aprendeu a balbuciar com função de comunicação, aprendeu a apontar, e com um ano começou a andar. Hoje, com dois anos de idade, ele apenas vem ao consultório uma vez ao mês para reavaliação e orientação de alguns detalhes novos aos cuidadores, Esse é o exemplo perfeito da estimulação precoce. Talvez, se os pais tivessem esperado para ter certeza dos sintomas, Dudu estaria muito mais comprometido.

Precisamos, então, saber quais são os marcos de desenvolvimento normais para podermos perceber se houver diferenças e desvios desses padrões.

Seguem os principais comportamentos para crianças a partir dos seis meses de idade:

COMPORTAMENTOS ESPERADOS NO DESENVOLVIMENTO TÍPICO: SEIS MESES DE IDADE

1. O bebê, desde os primeiros meses, gradativamente começa a mostrar necessidade de interação, tendendo a virar a cabeça na direção da chamada.

2. Começa a compartilhar a atenção da mãe e do pai, seguindo o olhar deles quando olham para algo próximo, ou olhando para eles quando vê algo interessante, no sentido de expressar "olha que legal isso! Você viu?!".

3. Interage com sorriso social (sorri de volta), expressões e afeto quando falamos com ele e fazemos "gracinhas".

4. Quando um familiar entra onde a criança está, ela busca o olhar e o contato do adulto, virando os olhos em direção ao barulho.

5. Quando a mãe amamenta, o bebê faz contato visual.

6. Acompanha objetos e pessoas de um lado para o outro quando se movimentam.

7. Olha quando chamado.

8. Imita, de forma rudimentar, quando colocamos a língua para fora, damos piscadinhas ou "tchau".

9. Faz troca de balbucios: faz um som – o adulto imita e para – a criança faz o som novamente.

QUANDO SE PREOCUPAR? SINAIS DE AUTISMO EM BEBÊS

- Precisa de mais estímulos para olhar e atender a chamados.
- Tende a não olhar quando chamamos pelo nome.
- É agitado ou passivo demais.
- É hiperoral (leva tudo à boca).

- Pode não gostar de toques e abraços.
- Vai no colo de qualquer pessoa.
- Parece um bebê "sério", que sorri pouco.
- Poucas expressões faciais adequadas para a situação.
- Compartilha pouco os objetos.
- "Mostra" pouco as coisas legais aos cuidadores.
- Não brinca de faz de conta.
- Não aponta.
- Dificuldade para imitar.
- Déficits de interesses sociais.
- Não gesticula, aponta ou balbucia aos 12 meses.
- Ausência de palavras com significado aos 16 meses.
- Não formula frases funcionais com duas palavras aos 24 meses. "Funcional" significa "com o objetivo de se comunicar"; não pode ser frase ecolálica, ou seja, a repetição de uma mesma palavrinha várias vezes ou de sentenças de filmes e desenhos.
- Espalha os brinquedos e não os usa com a função correta.
- Pode ter regressão de fala e de comportamentos que fazia e para de fazer.
- Gosta de coisas brilhantes ou que fazem movimentos repetitivos, tais como um ventilador rodando.
- Falta de reciprocidade social, ignora quando se aproximam dele para brincar ou conversar.
- Prefere brincar sozinho.

- Pode apresentar movimentos estereotipados e repetitivos, como ficar correndo de um lado para outro sem objetivo, abanar as mãos, dar gritinhos, pular e rodar sem sentido.
- Apego a objetos – fica segurando um objeto sem usá-lo com a sua função.

COMPORTAMENTOS ESPERADOS NO DESENVOLVIMENTO TÍPICO: 12 MESES DE IDADE

- Compartilha ainda mais o olhar dos cuidadores em direção a algo e olha para eles quando vê algo legal.
- Já sabe quem são seus cuidadores e busca-os com o olhar o tempo todo para se sentir mais seguro.
- Busca a face dos adultos para ver suas emoções quando inseguro com algo.
- Começa a imitar as expressões simples que são ensinadas, como fazer barulho com a boca ("brrr"), piscar forte, fazer tchau com a mão, mandar beijo.
- Fala palavrinhas simples e soltas com a intenção de se comunicar.
- Localiza sons e chamados, virando-se em direção a eles.
- Segue o apontar do adulto em livros ou objetos quando "mostram" coisas.
- Em jogos sociais, como "Cucu" ou "cócegas", olha, sorri e tenta pegar e presta atenção.

- Entrega objetos quando pedimos e estendemos a mão.
- Interrompe ações diante do comando "não" ou "para".
- Atende a instruções de rotina quando um adulto pede para se sentar, "vem aqui" ou "guarda".
- Pede ajuda entregando o objeto ao adulto.
- Exprime recusa quando não quer, balançando a cabeça ou dizendo "não".
- Aponta para lugares próximos para fazer pedidos ou escolher entre objetos oferecidos.
- Imita dez ações dentro de uma rotina, jogos ou canções.
- Agrupa objetos, cores e imagens iguais.
- Usa objetos e brinquedos com a função correta.
- Demonstra ações convencionais com objetos, como colocar o telefone na orelha, a colher na boca, levar papel ao nariz.
- Usa colher, garfo e bebe no canudo.

COMPORTAMENTOS ESPERADOS NO DESENVOLVIMENTO TÍPICO: A PARTIR DE 24 MESES DE IDADE

- Presta atenção nas historinhas de livros, acompanha a história com as imagens.
- Intercala olhar entre o adulto e o livro ou brinquedos.

- Identifica 50 objetos quando perguntamos onde estão.

- Segue comandos diversos dos adultos sem ajuda, em contextos novos, por exemplo: "pega o sapato da mamãe que está no seu quarto e o coloque na cama".

- Entende e usa apropriadamente "sim" e "não", "meu" e "teu".

- Identifica no livro cenas que pedimos, por exemplo, "onde está o menino correndo?".

- Responde verbalmente ou não verbalmente, dando respostas a perguntas como: "Mostre o que usamos para comer", ou "qual animal que faz muuuuu?".

- Reconhece a função dos objetos e das ações.

- Junta palavrinhas e fala frases completas, fazendo comentários.

- Descreve cenas de livros que contêm ações.

- Demonstra "não sei" verbalizando ou com gesto de encolher os ombros em vez de, simplesmente, abandonar atividades.

- Usa de forma funcional o nome das pessoas, chamando os amigos ou parentes.

- Faz perguntas simples usando entonação para "sim ou não", "o quê" e "onde".

- Responde a perguntas simples, como nome, idade, cor da roupa.

- Participa de jogos simples com troca de turno com os colegas, partilhando e mostrando objetos.

- Imita coreografias em canções e ações motoras em uma brincadeira de "siga o mestre".

- Tenta chamar a atenção dos outros mostrando objetos, compartilhando itens, pedindo, olhando e comentando.

- Identifica emoções como "triste, feliz, zangado" em imagens e faz com o próprio rosto quando solicitado.

- Faz correspondência de letras, números, objetos e imagens.

- Realiza atividades pedagógicas com duas etapas, como cortar e colar, dobrar papel e cortar a linha.

- Brinca com os equipamentos de um parquinho infantil. Usa os brinquedos adequadamente, como pedalar triciclo ou chutar bola.

- Brinca do jogo "vou te pegar".

- Usa colher e garfo sozinho. Comporta-se adequadamente em um restaurante.

Os comportamentos descritos são baseados em pesquisas com grupos de crianças de diversas regiões e servem como base de referência. Adaptações podem ser realizadas, de acordo com a cultura de cada família.

DIAGNÓSTICO DE AUTISMO

O livro-base de referência dos transtornos psiquiátricos utilizado pelos profissionais da área da saúde é o *Manual de Diagnóstico e Estatístico de Transtornos Mentais*, conhecido como DSM. O material padroniza o conhecimento atualizado dos diagnósticos psiquiátricos para os profissionais da área da saúde. O objetivo é auxiliar a prática clínica desses profissionais, facilitando o diagnóstico e tornando-o mais fidedigno.

A primeira vez que a Associação Americana de Psiquiatria usou o termo "autismo" foi na primeira edição do DMS, em 1952, e descrevia sintomas de esquizofrenia. A partir do DSM III, em 1980, o autismo infantil foi totalmente separado da esquizofrenia, pois um dos critérios para seu diagnóstico era exatamente não haver sintomas que sugerissem essa doença. Denominaram-se nessa edição os Transtornos Globais do Desenvolvimento, que incluíam déficits graves no desenvolvimento da linguagem ou ecolalia e inversão pronominal quando a linguagem está presente; ausência de interação com as pessoas; necessidade de os sintomas surgirem antes dos dois anos e meio; interesses restritos, estereotipados; e dificuldade de flexibilizar rotinas.

Em suas edições anteriores, o DSM trazia como diagnósticos possíveis para os sintomas descritos anteriormante: Síndrome de Asperger; Autismo Infantil; Autismo Atípico; Transtorno Desintegrativo; e Síndrome de Rett. Eles faziam parte dos "Transtornos Invasivos do Desenvolvimento". A partir da quinta edição, publicada em 2013, o DSM reuniu todos esses em uma única classificação diagnóstica possível: TEA ou PEA (Transtorno ou Perturbação do Espectro do Autismo). No Anexo 1 encontram-se os sintomas descritos no DSM V.

A mudança no diagnóstico de autismo deveu-se, principalmente, à necessidade de incluir nas companhias de seguro-saúde dos Estados Unidos um diagnóstico justificável para o financiamento do tratamento. A escola pública norte-americana, por lei, precisa prover todos os recursos necessários para a inclusão e o aprendizado das crianças com autismo na escola. Porém, quando o diagnóstico era de "apenas" Transtorno Invasivo do Desenvolvimento, por exemplo, ela não precisava fazê-lo. Então, para que todas as crianças com traços específicos de autismo (mesmo que com sintomas leves) pudessem ter os direitos garantidos na saúde pública e nas escolas norte-americanas, padronizou-se o diagnóstico em Transtorno do Espectro do Autismo, não importando mais o nível de gravidade ou a quantidade de sintomas. Agora, a divisão dos níveis é realizada de acordo com a resposta da criança diante das intervenções.

A quantidade de crianças diagnosticadas com autismo está aumentando nos últimos anos. Em 1980, a prevalência era de 1 criança em cada 10.000. Hoje está em 1 a cada 59 crianças. Por que isso ocorreu?

Algumas possibilidades:

- Houve mudanças nos critérios diagnósticos ao longo dos anos. Nas edições anteriores do DSM, o critério para transtorno mental autístico envolvia sintomas muito mais graves. Atualmente, o espectro está ampliado, e, com isso, mais casos se enquadram nele.

- Houve também aumento na conscientização da sociedade – melhor reconhecimento das diferentes fases do espectro.

- A sociedade tem mostrado mais interesse no TEA, o que favorece discussões e pesquisas sobre o assunto.

- Antes chamávamos de deficiência intelectual e dávamos outros rótulos, sem mencionar autismo.

TESTES E ESCALAS PARA AUTISMO

Quanto mais cedo identificarmos os sintomas e começarmos a tratar, mais chances essa criança tem de ter um futuro com independência e autonomia.

Existem alguns instrumentos validados no Brasil, que podem auxiliar na identificação de comportamentos ou sintomas de autismo em crianças. O uso desses recursos pode ser importante para o delineamento dos sintomas, mas não é suficiente para fazer diagnósticos.

A escala (Anexo 2) *Modified Checklist for Autism in Toddlers* (M-CHAT) é um instrumento de rastreamento precoce de autismo que visa identificar indícios desse transtorno em crianças entre 18 e 24 meses. Deve ser aplicada nos pais ou cuidadores da criança. Pode ser aplicada por qualquer pessoa em razão da sua simplicidade. Nessa escala encontram-se os sintomas sugeridos anteriormente.

A *Childhood Autism Rating Scale* (CARS), contida no Anexo 3, é utilizada para distinção de casos de autismo leve, moderado e grave, além de discriminar crianças autistas daquelas com deficiência intelectual.

É uma escala de 15 itens que auxilia na identificação de crianças com autismo e as distingue de crianças com prejuízos do desenvolvimento sem autismo.

Indicada para crianças acima de dois anos de idade.

Os *scores* de cada domínio variam de 1 (dentro dos limites da normalidade) a 4 (sintomas autistas graves). A pontuação varia de 15 a 60, e o ponto de corte para autismo é 30.

É importante lembrar que as escalas não substituem a observação qualitativa do médico especialista, que vai fazer uma análise individual e funcional dos comportamentos da criança avaliada.

COMORBIDADES

Hoje, a partir das mudanças no DSM V, é possível fazer o diagnóstico de autismo com subdiagnósticos associados, ou seja, o indivíduo com autismo pode ter outros transtornos e sintomas associados, além dos já existentes no TEA.

A associação entre autismo e síndromes e transtornos genéticos é bem estabelecida, mas os dados ainda variam muito entre os estudos realizados.

Segundo o DSM V, cerca de 70% das pessoas com TEA têm alguma doença coexistente, e 40% dos indivíduos podem ter dois ou mais transtornos associados.

Um conjunto de genes do autismo está associado a esquizofrenia, a epilepsia e a deficiência intelectual. Não é coincidência que muitas, vezes, se apresentem juntas.

A deficiência intelectual é a comorbidade mais comum, atingindo cerca de 50% a 70% dos indivíduos com autismo, e cerca de 10% apresentam epilepsia, que são crises de perda de consciência que podem vir acompanhadas de convulsão.

Atualmente, recomenda-se investigação de síndrome do X frágil, pois 3% dos indivíduos com TEA apresentam também essa síndrome. Trata-se de uma condição genética que causa debilidades intelectuais, problemas de aprendizado e de comportamento, além de diversas características físicas peculiares. Ainda que ocorra em ambos os gêneros, afeta frequentemente os meninos, e geralmente com grande severidade. A síndrome do X frágil é a forma herdável mais comum de deficiência intelectual moderada a grave.

Outras comorbidades também podem estar associadas ao TEA, tais como transtorno de ansiedade, sintomas opositivo-desafiadores, déficit de atenção e hiperatividade, transtorno bipolar, tiques, síndrome de Tourette, transtorno obsessivo-compulsivo, esquizofrenia, transtorno de conduta, distúrbio alimentar, psicose, enurese e encoprese, distúrbios do sono.

Nós também carregamos genes protetores, que podem impedir essas doenças de se manifestar. Além disso, o tratamento com medicações e terapias especializadas pode reduzir muito os prejuízos decorrentes desses transtornos na vida dos portadores. Sem intervenção adequada, os sintomas podem persistir ao longo de toda a vida.

Ainda precisamos de mais pesquisas sobre autismo e comorbidades para entender melhor essas relações.

NÍVEIS DE GRAVIDADE DOS SINTOMAS DE AUTISMO

Em termos de gravidade dos sintomas, em princípio se usava leve, moderado e grave. O termo "síndrome de Asperger", por exemplo, caracterizava aquelas pessoas que tinham autismo "leve", alto funcionamento comportamental, linguagem preservada e que não tinham atraso cognitivo. Como vimos anteriormente, esse diagnóstico não é mais possível no momento. Agora, na nova versão, o DSM V divide o TEA em nível 1, 2 ou 3, com base nos níveis de apoio e de intervenção que a pessoa com autismo precisa receber.

Nível 1

Caio é um menino de oito anos que sempre foi diferente do seu irmão, um ano mais novo. Era o melhor aluno da sala, sabia tudo de todas as matérias, era esportista, um jogador de futebol acima da média. Os pais tinham muita dificuldade de fazê-lo entender as regras sociais, seguir hierarquias e, principalmente, "se colocar no lugar deles". Uma vez, saíram para almoçar em um restaurante caro e maravilhoso. Era uma comemoração especial, porque o pai havia sido promovido no emprego. No carro, contaram aos filhos a surpresa – que mudariam o restaurante a que iam tradicionalmente todos os domingos para ir em outro muito mais legal e especial. Caio teve uma crise muito grande de estresse. Chorava e se debatia no carro, gritando que não queria ir ao restaurante novo. Machucou o irmão com sua perna.

Os pais ficaram arrasados. Caio parecia não se importar com o irmão machucado e com a tristeza que todos ficaram.

Encontram-se aqui as crianças que têm os sintomas de TEA, mas que precisam de pouco auxílio, pouca intervenção terapêutica para realizar as atividades da vida, pois conseguem aprender e usar os recursos das orientações que recebem na maioria das vezes. As pessoas que estão nesse nível, muitas vezes, falam, mas têm dificuldade em iniciar e manter uma interação com as outras pessoas. Podem apresentar pouco interesse em fazer isso, e seus interesses restritos e padrões repetitivos de comportamento podem atrapalhar essas relações. Precisam de pouco tratamento para serem funcionais na vida. Apresentam dificuldade em ter flexibilidade mental e mudanças de rotina

Nível 2

Paulo é um garotinho esperto, que tem hoje cinco anos de idade. Faz tratamento especializado desde os dois anos para os sintomas do espectro do autismo. Após poucos meses do início do tratamento, começou a falar e evoluiu rapidamente na comunicação. Acompanha as matérias da escola, com o auxílio de uma acompanhante terapêutica em sala de aula. Precisa de poucas adaptações para entender os conteúdos e realizar as demandas pedagógicas. Nos intervalos das aulas, tenta brincar com os amigos, com a ajuda da mediadora, apesar de preferir se isolar para ficar falando repetições de desenhos e filmes (ecolalia). Ainda apresenta muitas estereotipias motoras e verbais. À tarde, após a aula, faz terapia em casa e no consultório de especialistas em fonoaudiologia, psicoterapia comportamental e integração sensorial. Está evoluindo.

Pessoas que estão no nível 2 do Transtorno do Espectro do Autismo precisam de mais apoio e intervenção terapêutica. Os déficits na interação social são mais acentuados, e apresentam dificuldade de se relacionar adequadamente com outras pessoas, mesmo com mediação e muito suporte terapêutico.

Os comportamentos restritos e repetitivos são óbvios para as outras pessoas e interferem no seu contato social em diversos contextos. Não gostam de ser interrompidos nos seus rituais e costumam ficar alterados quando isso ocorre.

Nível 3

Desde os dois anos de idade, os pais de Rafaela procuraram ajuda dos especialistas, apesar de a escola ser contra. Percebiam que a filha não interagia com eles, falava apenas sons não identificáveis e não usava linguagem nem gestos para se comunicar com eles. Dedicavam-se integralmente à primeira filha e neta da família, que sempre foi muito desejada e amada por todos.

Os pais procuraram os melhores especialistas e nunca pouparam esforços para dar a ela tudo que existia de melhor em termos de tratamento e estimulação. A equipe dela é, até hoje, composta por profissionais especialistas em diversas áreas de estimulação neurológica. A equipe é unida e coesa. Porém, o desenvolvimento ainda é pequeno. Mesmo após três anos de tratamento (Rafa está com cinco anos), ela ainda fala muito pouco, se isola e ignora as pessoas ao redor em vários momentos, precisa de adaptação de todos os materiais escolares e realiza as atividades terapêuticas e pedagógicas somente com ajuda das mediadoras da sala de aula e da casa.

As pessoas que se encontram nesse nível precisam de apoio intenso. Têm déficit intenso em comunicação verbal e não verbal, e a interação com os outros é muito limitada e difícil de ocorrer. Os comportamentos restritos e repetitivos interferem em todos os contextos em sua vida, mesmo recebendo muito tratamento. Os sintomas dessas crianças apresentam maior gravidade.

Observe que agora precisamos que a criança inicie a intervenção especializada, ou seja, o tratamento. Sendo assim, poderemos observar a resposta de evolução ou não dos seus comportamentos para saber seu nível de gravidade. Se a criança evolui rapidamente, aprendendo as estratégias comportamentais e generalizando para sua vida na escola e em casa, dizemos que essa criança terá um melhor prognóstico – maior probabilidade de ser funcional e pouco dependente.

O diagnóstico é baseado em observação comportamental e deve ser feito por um médico especialista, geralmente psiquiatra ou neurologista infantil. A quinta edição do Manual Diagnóstico e Estatístico dos Transtornos Mentais, – DSM V, é usada para os profissionais fundamentarem suas observações. Professores e outros profissionais que cuidam de crianças de pouca idade precisam de informações para identificar sinais e sintomas precoces, pois a intervenção, quanto mais cedo, mais efetiva.

A avaliação diagnóstica deve abranger a observação dos comportamentos da criança para ver se ela interage com os pais, se compartilha objetos com eles. Devemos observar qual brinquedo a criança escolhe e como o usa – se coloca na boca, se usa para bater e fazer movimentos repetitivos ou se usa para brincar corretamente, por exemplo. A entrevista com os pais, nesse momento, é importante para que toda a história da criança seja contada, desde a barriga da mãe.

Para conhecer o padrão comportamental de relacionamento e aprendizagem fora de casa, é importante realizar uma entrevista com os professores e cuidadores da criança.

O médico pede também exames e testes genéticos para excluir causas orgânicas e síndromes relacionadas.

O diagnóstico é importante para delinear e planejar o tratamento da pessoa com autismo, além de possibilitar a busca de ajudas de custo do governo e dos convênios médicos.

No Brasil, por exemplo, famílias com autismo podem receber desconto na compra de carros, ter isenção de rodízio e outros auxílios.

Para a criança entrar na inclusão de alunos da escola, o diagnóstico também é importante. As crianças com autismo têm direito a ter um auxiliar especialista em sala de aula.

Cada vez mais as pessoas com autismo estão conseguindo direitos e ajuda do governo. As leis estão mudando nesse sentido. A família deve buscar informações sobre quais são as resoluções propostas para os seus filhos nesse momento.

IMPACTO DO DIAGNÓSTICO NA FAMÍLIA

Assim que Michele engravidou de uma menininha, toda a família se preparou para a vinda de uma verdadeira princesa. O guarda-roupas da pequena Cecília tinha mais sapatos do que o de sua mãe. Primeira neta, sobrinha e filha da família. A escola já havia sido escolhida antes do nascimento, assim como os planos para seus estudos fora do Brasil quando jovem. Todos buscavam a satisfação de seus sonhos naquela criança. Ela era realmente linda. Porém, não aprendeu a falar os nomes de todos que tanto aguardavam por esse momento. Quando balbuciava qualquer som, tendiam a dizer que ela tinha falado "mamãe". Mas, quando pediam para ela repetir, não o fazia. Foi muito difícil para todos aceitarem que os atrasos na linguagem eram severos, e levaram Cecília a um psiquiatra infantil. Ela foi diagnosticada com TEA.

Na maioria dos casos, as mães são as primeiras a perceber que seu filho é diferente dos outros. Elas notam desde que os filhos são bebês, que o contato na hora da amamentação é escasso ou que a criança não corresponde às suas tentativas de interação. Contudo, muitas vezes não comentam, por medo da condenação, e outras vezes são tachadas de malucas. Para cada pessoa que percebe e pergunta se há algo de errado, há várias outras que a criticam por não estar enxergando ou valorizando o que o filho tem de bom.

Porém, essa não é a questão. Obviamente as mães os amam, mas percebem que o desenvolvimento é diferente do filho anterior ou do das amigas.

Os pais nunca estão preparados para a notícia de que seus filhos apresentam traços do espectro do autismo. Por mais que desconfiem, a confirmação de um especialista é algo bem diferente. Eles querem ouvir que a criança se desenvolverá e que tudo não passa de uma fase ou impressão. É diferente perceber um atraso na fala, ou um déficit de atenção, de um diagnóstico concreto de autismo.

Durante a gravidez, quase nunca se leva em consideração essa possibilidade. Há a preparação ansiosa para a chegada da criança somada à expectativa das mudanças que ela acarretará no ambiente familiar. Quando os exames pré-natais são feitos e descartamos as chances de síndromes e deficiências, o alívio é imediato e a sensação é de que o filho não corre mais nenhum risco. Porém, o autismo não aparece em nenhum exame pré-natal, até o presente momento. Demoramos muito tempo para perceber, pois os sintomas dependem de interação social e linguagem, que começa a partir de um ano de vida. E, quando percebemos, não estamos mais preparados para a possibilidade de um transtorno, pois essa fase já passou no ultrassom! Essa é a grande "surpresa" do autismo... Quando já estamos tranquilos de que o feto se desenvolveu em um lindo bebê, o parto correu bem, o bebê mamou e não apresentou nenhum problema, temos a certeza de que está tudo bem com nossos filhos... recebemos a notícia de TEA.

"Completamente sem chão" é o que os pais relatam sentir com a confirmação dos médicos. Imediatamente a próxima preocupação é saber se há cura, se a criança ficará bem, se vai falar, ser independente, dirigir, fazer faculdade, se casar... Milhares de pais passam por essa situação todos os anos.

A reação dos pais pode ajudar ou não na evolução da criança. As reações mais comuns, mutuamente não excludentes, são:

Negação

"Não deve ser isso. Não pode ser isso." É o pensamento inicial. Esse sentimento é esperado diante de qualquer notícia impactante. É um sistema de autodefesa emocional. E saber que uma criança tem autismo é impactante, pois isso muda todos aqueles sonhos que as pessoas próximas fizeram para o seu futuro. É como se planejar para uma viagem para a neve e desembarcar na praia, depois de pegar uma passagem sem volta!

De alguma maneira, todos os familiares passam por negação no início da desconfiança dos atrasos no desenvolvimento das crianças.

Muitas vezes, há um choque diante da realização da notícia de autismo. A imprevisibilidade do futuro, a perda do controle dos planos feitos para aquela criança são angústias que levam o cérebro automaticamente a parar de pensar "Não, não, nem vamos pensar nisso!".

Alessandro, pai de Camila, levou a filha no consultório da especialista junto com a mãe. A mãe tentava contar das dificuldades que sentia quando tentava brincar com a filha de bonecas, casinha, panelinhas e fazer comida de mentirinha, e ela parecia não entender. Simplesmente não correspondia, olhava para alguns dos objetos e saía. Quando Camila permanecia na brincadeira, pegava as panelinhas e colocava na boca. A mãe tentava tirar e mostrar o uso certo daqueles objetos, mas a filha ficava brava e voltava a tentar colocar na boca.

Tudo que a mãe tentava dizer fazia com que o pai ficasse muito bravo e reagisse dizendo que toda criança coloca coisas na boca, que ela exagerava e que quando ele era criança também não gostava de brincadeiras tradicionais. Quando apresentadas as características do diagnóstico o pai se recusou a iniciar o tratamento, dizendo que não ia perder dinheiro com aquilo, que estavam tentando explorá-los. Como a mãe havia parado de trabalhar para ficar com a filha, assim que percebeu atrasos no desenvolvimento dela, não teve opção de fazer o tratamento e precisou acatar a decisão do pai.

Outra forma de negação é tentar omitir o diagnóstico das outras pessoas da família ou da escola. Na esperança de não precisar falar sobre o assunto, muitas vezes os pais dizem a si mesmos e aos outros que a criança não tem nada, ou que apenas apresentam sintomas de desatenção ou hiperatividade.

A negação da família pode levar ao adiamento do tratamento. Perdem-se meses nessa situação, ou porque não querem enxergar ou porque estão esperando um diagnóstico formal, no papel, o que é muito difícil de obter, ainda mais nos primeiros anos, pois ainda há profissionais de saúde que desconhecem as peculiaridades dos sinais precoces.

O problema maior é que é importante uma ação rápida, mesmo sem diagnóstico fechado, para início dos tratamentos e estimulações, pois nos primeiros anos de vida a capacidade do cérebro de se reestruturar e aprender coisas novas é enorme!

Raiva

Depois da fase da negação, é comum o relato de uma grande sensação de raiva. Raiva do mundo, de Deus, da genética, de não ter tratado antes. Enfim, estresse total!

A raiva vem ao pensar por que com nossos filhos, se nossos amigos têm filhos maravilhosos e perfeitos (vemos isso nas redes sociais o tempo todo!). As idealizações caem por terra.

Essa sensação pode ser deslocada para a pouca informação que os pais têm sobre o tema. E todos serão responsabilizados: ginecologista, obstetra, pediatra, a educação no Brasil e no mundo etc.

Depois da raiva, outro sentimento forte aparece: a culpa.

Culpa

A angústia vem com vários pensamentos obsessivos: não sei interagir e estimular meu filho como ele precisa. Será que devia ter tomado mais ou menos ácido fólico? Eu não devia ter trabalhado tanto durante a gravidez. Ou deveria ter trabalhado mais? Será que eu prejudiquei a criança deixando-a muito tempo assistindo televisão ou eletrônicos quando era pequena?

Não! Nada disso tem o poder de causar autismo! Buscamos explicações para o filho ter desenvolvido sintomas do espectro. E esses pensamentos só gastam energia e tempo, tão valiosos se direcionados à criança de forma funcional.

Tais pensamentos não levam a lugar nenhum, pois sabe-se hoje que é um conjunto de vários fatores que desencadeia o transtorno. Não temos como controlar todos os fatores que influenciam a doença.

Há um problema ainda maior quando um dos pais culpa o outro pela genética, buscando exemplos na família para dizer que o primo do outro é estranho ou doente. Ora, a genética da criança vem de ambos. A genética da criança é formada pelo conjunto de ambos! Agredir um ao outro não vai resolver o problema e só vai trazer mais frustrações para o casal que, nesse momento, precisa estar alinhado para direcionar o tratamento do filho. É uma fase muito delicada, que testa a força do casal.

A união dos pais (mesmo que divorciados) diante do problema a ser enfrentado fará toda a diferença no tratamento da criança.

Pensamento mágico

Após a aceitação do diagnóstico, os pais estão sob grande estresse. E querem muito ajudar seus filhos. Muitos entram em uma espécie de fase obsessiva, começam a ler e ler em busca de informações novas, com o objetivo de encontrar uma solução nova, uma descoberta. Nesse momento, o maior perigo é encontrar uma solução imediata, que é o que você quer ouvir. Encontramos na internet alguns vídeos de crianças que foram curadas de todos os sintomas com tratamentos invasivos, vitaminas, complementos e dietas restritivas que prometem amenizar ou mesmo curar a incapacidade de falar, interagir socialmente e controlar os movimentos repetitivos do autismo. É isso que queríamos ouvir, que o autismo é reversível com alguns procedimentos simples! Mas, então, se é assim, por que esse tratamento revolucionário ainda não ganhou destaque na medicina? E por que custa tão caro? E por que ainda não saiu em todos os jornais como a revolução do tratamento do autismo?

E então, depois de um tempo, percebemos que o efeito não foi tão mágico assim no nosso filho e começamos tudo de novo, porém, com alguns preciosos meses perdidos...

Voltamos a buscar soluções na internet e a ler tudo o que cai em nossas mãos. As informações desatualizadas de *sites* que dizem não saber de onde o autismo vem e como tratá-lo aumentam ainda mais o desespero dos pais. Porém, hoje nós já sabemos, sim, as causas e como ajudar.

Inúmeras pesquisas científicas relatam os benefícios das terapias comportamentais. O conjunto mais substancial de pesquisas está relacionado às intervenções comportamentais destinadas a ensinar interação social e comunicação, que ajudam de várias formas as crianças. O tratamento é longo e não vai resolver tudo de modo imediato. Dá trabalho, requer o engajamento dos pais, de terapeutas e escola. No momento, esta é a fórmula mais eficiente.

Falaremos mais sobre as possibilidades de estímulos comprovados no capítulo relativo aos tratamentos.

Todos os anos, centenas de milhares de pais sucumbem à mesma tentação de encontrar algo capaz de aliviar os sintomas de seus filhos. De acordo com alguns estudos, quase 75%

das crianças autistas recebem tratamentos "alternativos" não desenvolvidos pela medicina convencional. Além de não passarem por testes e estudos de segurança ou eficácia, esses "tratamentos" podem, em alguns casos, produzir danos severos.

A falta de conhecimento sobre terapias empiricamente comprovadas torna mais fácil "vender a esperança da cura". Por isso a importância de buscar especialistas sérios e atualizados, em que se possa confiar e seguir as indicações.

Aceitação

Depois de reconhecer e aceitar a realidade, inicia-se um processo no qual a dor da realidade existe, porém não gera mais pânico, e, assim, os pais conseguem começar a entender o autismo em si. A compreensão leva à aceitação e ameniza a dor, pois aprendem como lidar e começam a agir de forma benéfica. Compreendem a capacidade dos filhos, suas fraquezas, suas necessidades, e uma longa lista de coisas que os ajudarão a decidir o que fazer.

Durante todo esse longo processo, aprendemos que cada criança é única, tem necessidades diferentes. Descobrimos a importância da comunicação e como fazer para interagir com ela. Vemos os potenciais e capacidades, os pontos fortes, e em quais áreas precisamos agir para remodelar comportamentos inadequados.

Quanto maior a estabilidade familiar, maior o progresso da criança!

Comprar a causa

Quando seu filho Matheus foi diagnosticado com um ano e nove meses de idade, Kaká e André imediatamente contaram para toda a família. Todos estavam preocupados, pois sabiam que haviam ido para São Paulo em busca de respostas para a agitação e o isolamento do filho. Diziam para todos "sim, é isso mesmo. Autismo. E tudo bem! Vamos seguir as recomendações de tudo que ele precisa". Simples assim. Montaram um site, chamado Autistólogos.com, e um perfil no Instagram, com o mesmo nome, após alguns meses. Eles ajudam pessoas em todo o mundo compartilhando suas angústias e preocupações, divulgam vídeos e dicas de tratamentos que funcionaram com seu pequeno.

Outros pais participam e montam *blogs* e se dedicam a ajudar outras crianças. Porém, precisamos lembrar que cada criança é muito diferente da outra e nem todas as dicas servem da mesma maneira para todos.

Resiliência

O princípio da resiliência é a capacidade de algo se recuperar após ser submetido a pressões ou mudanças. Em seres humanos, é a capacidade de lidar com problemas, superar obstáculos e resistir à pressão de situações adversas – choque, estresse etc. – sem entrar em surto psicológico, dando condições para enfrentar e superar adversidades. Nas organizações, a resiliência refere-se a uma tomada de decisão quando alguém se depara com um contexto entre a tensão do ambiente e a vontade de vencer. Essas decisões propiciam forças na pessoa para enfrentar a adversidade.

O ideal nos momentos difíceis da vida é passar por todos eles, sobreviver a isso e ter a capacidade de voltar ao estado normal de equilíbrio.

Precisamos nos acostumar a viver na pressão, pois as preocupações continuarão eternamente, mesmo quando a criança com TEA se desenvolve adequadamente no tratamento e não tem mais prejuízos dos sintomas, assim como os filhos típicos.

O segredo está em nos acostumarmos com as batalhas e viver assim, ao invés de tentar terminá-las rapidamente para nos livrarmos dos problemas, pois isso não acontecerá.

Quando os pais de crianças com autismo aprendem a viver com as características dos sintomas, adaptando a vida familiar, social e escolar a essa realidade, a vida flui muito melhor. Os pais precisam cuidar de si mesmos.

É muito comum ouvirmos deles no consultório: "Nossa vida gira em função de cuidar do nosso filho. Nossa dedicação é inteira e exclusivamente para ele". Assim, todos os esforços, dinheiro e o tempo vão para o investimento no filho.

Cuidado! Estudos mostram que o índice de depressão e estresse em pais de crianças com autismo é maior do que em crianças típicas e também é maior do que em pais de crianças com, por exemplo, outras síndromes como a síndrome de Down. Provavelmente, um filho com autismo precisará desses investimentos por muitos anos. Não será útil gastar todas as forças de uma só vez, pois o tratamento é longo.

Quanto mais cedo a criança for diagnosticada e iniciar o tratamento correto, melhores serão as possibilidades de desenvolvimento comportamental e neurológica. Busquem informações comprovadas, de especialistas sérios.

Cuidem de vocês também. A indicação é de que os pais saiam, viajem sozinhos e com as crianças, vivam o casamento, pois a criança precisará dos pais fortes, desempenhando seus papéis com coerência.

Pais desalinhados prejudicam o desenvolvimento das crianças. Sentimos melhora significativa em crianças que têm os pais estáveis e coerentes. A participação da família amplia os estímulos que a criança recebe e proporciona um ambiente muito mais saudável para todos.

À medida que a realidade da situação vai sendo digerida e incorporada em uma nova imagem, vai se abrindo um novo sentimento de vida e de experiência consigo mesmo e com o mundo.

A amorosidade, a força para lidar com a nova situação, a crença nos tratamentos e o desejo de que tudo melhore comporão uma nova pessoa, mais em contato com limites e consigo mesma. O colapso sentido antes se transforma aos poucos em um novo poder, menos onipotente e mais real. Cria-se, então, um novo paradigma humano.

CAUSAS

Inúmeras evidências já demonstraram comprovadamente o papel dos genes no Transtorno do Espectro Autista. Sabemos que essa é a principal causa relacionada ao surgimento de sintomas. Estudos com familiares, realizados no mundo todo, fortalecem essa relação. Em gêmeos idênticos (monozigóticos), por exemplo, que compartilham o mesmo material genético, se um deles apresenta o transtorno, o outro tem de 36% a 95% de chance de também apresentá-lo. Em casos de gêmeos não idênticos (dizigóticos), caso um dos irmãos seja diagnosticado, a probabilidade de o outro também o ser é de 10% a 30%.

É importante ficar atento ao desenvolvimento de crianças que têm histórico de autismo na família, pois as chances de outro filho (não gemelar) apresentar o transtorno são de 10% a 20%. Na população, a chance de se ter um filho com autismo é de, aproximadamente, 1% a 2%.

Crianças com autismo têm maior numero de alterações cromossômicas do que a população normal e, com isso, maiores chances de ter outros transtornos associados. Essa predisposição tem suas raízes nas mutações em nosso DNA, o material genético que contém as instruções de todo o funcionamento do organismo humano.

Muitos genes já foram correlacionados ao desenvolvimento do autismo. Ainda não entendemos a função de todos os genes, mas as pesquisas têm encontrado mutações relacionadas à codificação para proteínas envolvidas nas conexões neurais e também na regulação da expressão de genes envolvidos no desenvolvimento neural.

A relação é multifatorial. É a combinação genética de cada indivíduo que vai determinar o quadro clínico. Dependendo

Causas

da mutação, ainda que no mesmo gene, ocorrem alterações mais sutis ou mais severas. Em alguns casos, vários genes estão envolvidos no desenvolvimento dos sintomas.

Há possibilidade também, em alguns casos, estima-se que em 5% a 10% dos casos as alterações genéticas não serem herdadas do pai ou da mãe, ou seja, acontecem somente no indivíduo afetado. Podem ocorrer em um determinado óvulo ou espermatozoide ou ao longo do desenvolvimento embrionário.

As pesquisas estão aumentando, existem mais grupos interessados em pesquisar autismo, principalmente em realizar sequenciamento genético que podem identificar algumas alterações, mas são poucas ainda. O objetivo principal das pesquisas é levantar dados e correlacionar com grupos-controle de outras crianças para entender a complexidade do autismo. Novas descobertas são realizadas e replicadas, constantemente, nos laboratórios.

As causas conhecidas para o autismo afetam diferentes funções cerebrais, e cada uma dessas disfunções causa algum tipo de prejuízo social e de comportamentos restritos.

Os fatores ambientais influenciam o organismo em períodos mais vulneráveis do desenvolvimento, no período gestacional. Podem funcionar como gatilhos para desencadear o TEA. Os fatores que estão sendo pesquisados como correlacionados com TEA são: idades materna e paterna avançadas; infecções que a mãe passa durante a gravidez, causando forte reação imunológica do organismo; microbioma da mãe; diabetes gestacional; sangramento materno; gestação de múltiplos; exposição a toxinas; exposição a medicamentos (talidomida, misoprostol e ácido valproico); depressão materna e o consequente uso de antidepressivos; outros tipos de sofrimento fetal.

Nos períodos peri e neonatal, também são citados como possíveis fatores de risco para prematuridade, baixa pontuação de Apgar, apresentação fetal anômala, tamanho pequeno para a idade gestacional, malformação congênita, lesões associadas ao parto, peso muito baixo ao nascimento, anemia neonatal e complicações em geral.

Ainda hoje muitas pessoas falam sobre as famosas "mães-geladeira" como causa do desenvolvimento de autismo nas crianças. Esse termo deve-se à propagação dessa informação feita pelo pesquisador Léo Kanner, um dos primeiros a estudar o assunto. O pesquisador percebeu nos pais das crianças com sintomas denominados "autismo" um alto nível intelectual, porém pouca afetividade, o que levava a uma fria relação entre mãe e filho. Com isso, as crianças apresentariam inabilidade de se relacionar emocionalmente com outras pessoas e, consequentemente, haveria uma falha no reconhecimento de estados mentais, prejudicando sua habilidade de abstrair e simbolizar. Os déficits no reconhecimento da emoção e na habilidade de utilizar a linguagem de acordo com o contexto social seriam, então, consequência da disfunção afetiva básica, a qual impediria a criança de viver a experiência social intersubjetiva.

Algum tempo depois, o mesmo pesquisador veio a público se desculpar pela consideração feita, dizendo ter se equivocado e percebido seu erro baseando-se em novos dados, e a teoria foi desconsiderada. Porém, como tudo que é polêmico e sensacionalista, a teoria (e não sua desconsideração) se propagou, levando pessoas desinformadas a ainda falar sobre isso oitenta anos depois, nos dias de hoje.

AUTISMO E CÉREBRO SOCIAL

Hoje, o mundo em que vivemos tem diversas regras implícitas que direcionam as relações sociais. As mídias sociais vieram para complicar um pouco mais esse processo. Se mandamos "feliz aniversário" para uma pessoa mais velha por mensagem no Facebook, ela pode se sentir extremamente ofendida. Se uma garota curte a foto de um menino, dependendo do contexto, pode ser considerada "fácil" ou oferecida. A sutileza das interpretações do nosso comportamento pode causar grande confusão em uma pessoa com autismo. Sua dificuldade social não se encontra apenas na não interação.

Há pessoas com TEA que gostam de conversar e interagir. Porém, fazem isso de maneira inadequada, têm mais dificuldade e apresentam muitas falhas nas sutilezas que regem uma relação social.

Paulo, 52 anos, é um jovem senhor muito charmoso. Chegou ao consultório trazido pelos filhos, que sempre desconfiaram de que havia alguma coisa diferente com o pai. Paulo não gosta de festas e prefere ficar o dia todo e, se possível, a noite também na empresa familiar que funciona no andar inferior de sua casa. Ele é perfeito na arte do seu trabalho de marceneiro. Todos querem contratá-lo. Porém, a família sofre muito com o excesso de sinceridade com os clientes. Ele conta a verdade quando esquece de produzir algum material, quando ficou algum defeito no pedido ou quando não quer fazer determinado serviço. A família morre de vergonha dos clientes, pois quando acontece algo errado, dão uma desculpa para o cliente, mas Paulo chega e desmente tudo. Já tiveram diversas brigas familiares por esse motivo. Reclamam muito, também, que o pai não passa para eles e nem anota as informações dos pedidos. Reclamam que o pai "não pensa nos outros". Quando ocorre alguma alteração, os filhos não têm a menor ideia do que ele está pensando. A esposa acha que ele não a ama. Guarda uma tristeza muito grande e chora toda vez que conta a história dos vidros. Certo dia, alguns vidros e madeira caíram em cima dela. Quando Paulo chegou, ela correu ao encontro dele para contar. Imediatamente ele correu para dentro da loja e foi verificar o estrago. Dona Marta esperava que ele perguntasse como ela estava, se machucou, se precisava de ajuda; porém, parecia que ele estava mais preocupado com seu espaço. Quando o questionei sobre por que não havia feito isso, Paulo respondeu que simplesmente tinha visto que ela estava andando, falando e sem nenhum corte, portanto, estava bem!

Por condutas como essa, as pessoas com autismo, muitas vezes, são consideradas frias ou não afetivas. Entretanto, isso não é verdade! Há dificuldade na expressão de seus sentimentos. Muitas vezes as pessoas com autismo têm dificuldade de interpretar o próprio sentimento, e mais difícil ainda é passar para o outro e interpretar como elas o compreenderam.

As habilidades sociais são coordenadas por um conjunto de áreas do cérebro que formam cadeias associativas para o desenvolvimento social. O homem é o único ser que possui habilidade de "ler a mente" de outras pessoas, que interpreta sinais sutis. A compreensão das intenções do outro nos permite inferir o que o outro está fazendo ou pretende fazer. A pessoa com autismo, porém, tem muita dificuldade em fazer isso.

TEORIA DA MENTE

Sabemos que brincadeiras de faz de conta, nas quais um objeto ou um comportamento podem representar outra coisa, são muito comuns no repertório das crianças. Desde cedo elas entram e gostam desse tipo de "jogo social". Fingimos estar chorando quando a criança não quer brincar com a gente, fingimos fazer comidinhas e dar para bonecas comerem. Para crianças típicas, é uma forma lúdica de aprender e se divertir. O que determina o "fingimento" são determinados sorrisos, entonação da voz, olhar diferente e gestos exagerados. Para entender e interpretar esses sinais, precisamos decifrar a intenção das pessoas.

A capacidade de atribuir uma variedade de estados mentais, tais como desejos, crenças, pensamentos, sentimentos, a si mesmo e a outras pessoas e, com isso, predizer a intenção dos comportamentos é chamada Teoria da Mente.

Os primeiros estudos, em humanos, sobre interpretação de pensamentos de outras pessoas foram realizados por meio de "tarefas de falsa crença". Os experimentos consistem em mostrar uma situação vivida por duas pessoas, ambas com a mesma crença. Depois que um dos sujeitos sai de cena, o segundo sujeito altera o contexto, "escondido" de quem saiu. A falsa crença consiste em deduzir qual será a crença que o primeiro personagem terá quando voltar à cena. Crianças pequenas e autistas em geral, quando veem essa história, não percebem que a situação alterada pelo segundo sujeito é desconhecida para o primeiro e, portanto, acharão que o primeiro terá uma falsa crença da situação.

Um dos experimentos mais famosos sobre esse conceito é o teste "Anne e Sally".

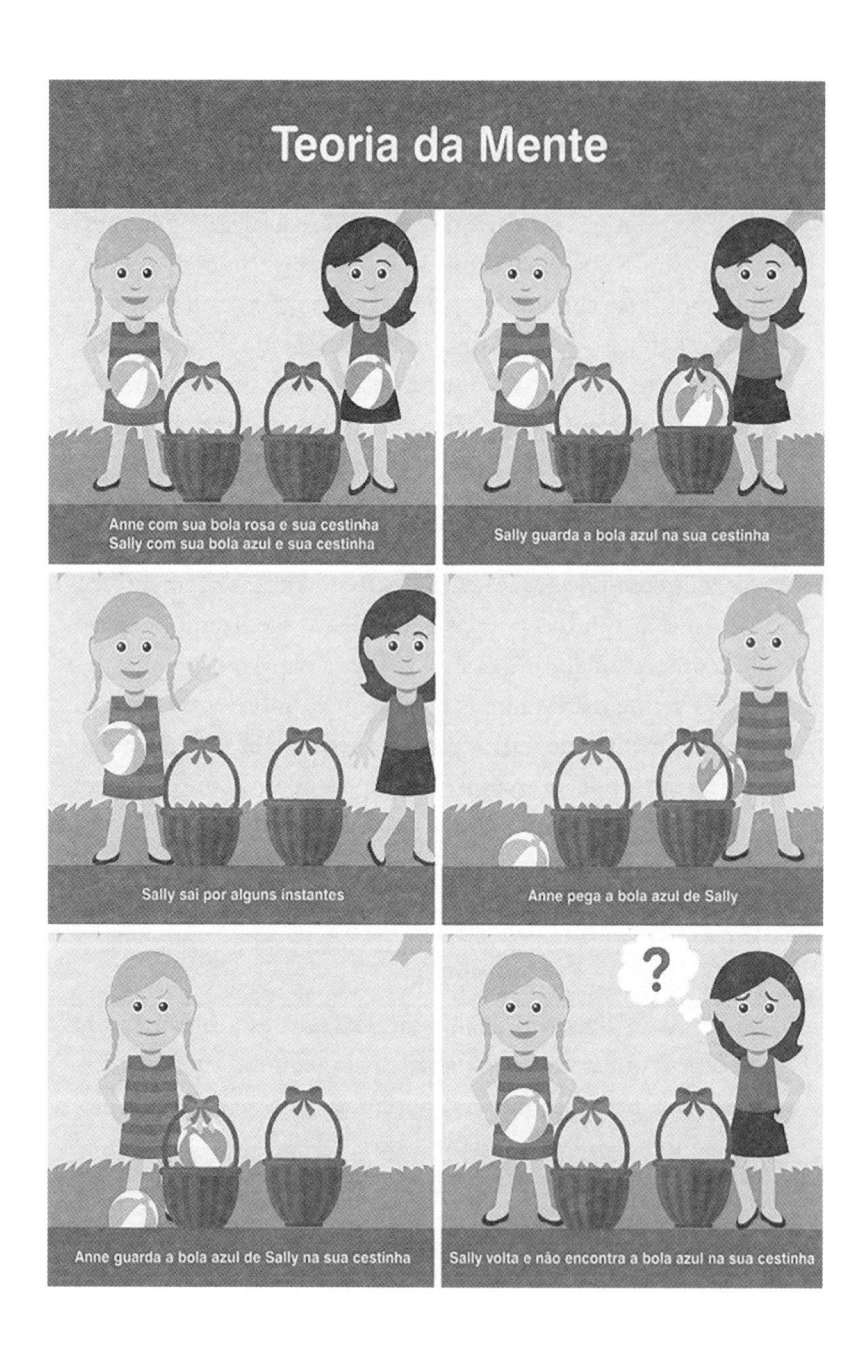

Teoria da Mente

- Anne com sua bola rosa e sua cestinha
  Sally com sua bola azul e sua cestinha
- Sally guarda a bola azul na sua cestinha
- Sally sai por alguns instantes
- Anne pega a bola azul de Sally
- Anne guarda a bola azul de Sally na sua cestinha
- Sally volta e não encontra a bola azul na sua cestinha

Onde Sally vai procurar a bola quando voltar?

As crianças com dificuldade em Teoria da Mente vão responder: na cesta rosa (pois foi onde a criança a viu ser colocada) e não pensa que Sally não viu (pois não estava ali!). Não consegue inferir que por Sally não estar olhando não vai pensar como ela, que estava.

Perceba que a criança com autismo responde de acordo com o que *ela* viu e não como *o outro* pensaria.

Na série *The Good Doctor*, o médico que tem autismo, Dr. Shaun Murphy, protagoniza uma série de exemplos de dificuldade em Teoria da Mente. Trata-se de um jovem muito bondoso e afetivo. Sua vizinha o paquera e dá alguns sinais desse interesse. Porém, para ele, que tem autismo, isso é muito difícil de interpretar. Um dia, ele encontra a vizinha e diz que ela está cheirando mal! Ele não pensa em como ela vai se sentir ouvindo aquilo, ou se é adequado dizer aquilo no momento ou não. Simplesmente, encara o fato concreto. Por sorte, ela acha divertido o jeito dele, leva tudo na brincadeira, e esse jeito de ser parece encantá-la ainda mais. Mas nem sempre será assim com as pessoas que sofrem das mesmas dificuldades.

A capacidade de atribuir estados mentais intencionais a si e aos outros desempenha um papel fundamental no ajustamento social das pessoas, sendo importante para a ampliação dos repertórios em grupo.

Há um atraso ou ausência de Teoria da Mente nas pessoas com TEA. Reconhecer que outras pessoas têm pensamentos, ideias e sentimentos próprios, delas, que podem ser diferentes dos nossos é algo extremamente difícil para quem tem TEA. Com isso, acumulam prejuízos na capacidade de mostrar empatia, de se colocar na perspectiva de outras pessoas e, consequentemente, de prever e interpretar os comportamentos tais como as intenções dos outros. A dificuldade em se colocar no lugar das outras pessoas, muitas vezes, resulta em impactos sociais negativos. Por exemplo, fazer comentário, sobre o cabelo do outro e dar sua opinião de forma direta a respeito: "Prefiro do outro jeito". Esse comentário pode ser baseado em suas opiniões particulares ou mesmo no fato de não gostarem de mudanças. Não pensam como o colega vai se sentir ao ouvir daquilo.

FLEXIBILIDADE MENTAL

Outra dificuldade é em entender que outras pessoas podem ter diferentes soluções para um problema ou desafio apresentado. A pessoa com autismo tende a pensar que só existe uma maneira correta, a sua. Imagine as complicações sociais que isso pode criar em um trabalho que envolve outras pessoas ou grupos. "Tem que ser do jeito dele."

Desse modo, intervenção e tratamento nessa área são fundamentais para a promoção de uma melhor qualidade de vida das pessoas com autismo.

Crianças com autismo podem demonstrar essa dificuldade desde pequenas, nas brincadeiras. Podem não gostar quando mexemos em um alinhamento que fez com seus carrinhos ou da ideia que levamos para a brincadeira com elas. Quando isso acontece, podem ter comportamentos disruptivos ou se isolarem mais, para poder fazer do jeito delas. É preciso intervir e habituar a criança a pequenas mudanças, aproximações sucessivas do que é difícil para ela. Isso faz parte do tratamento comportamental desde que são muito novinhas, para evitar prejuízos maiores no futuro.

Em *The Good Doctor* há uma cena que exemplifica essa dificuldade. A pia do Dr. Saum tem um vazamento e pinga sempre em um mesmo ritmo. O zelador fez o favor de consertá-la um dia, e isso provocou desorganização do médico, pois ele queria a pia com vazamento, como era anteriormente.

TEORIA DOS NEURÔNIOS-ESPELHO

Também relacionada ao repertório social das pessoas com TEA, temos a teoria dos neurônios-espelho.

Temos uma tendência natural de imitar automaticamente tudo que vemos nos outros. Nosso cérebro possui um conjunto de células nervosas chamadas "neurônios-espelho", nomeadas justamente pela capacidade de "refletir" as ações que percebemos. Elas são ativadas quando alguém realiza uma atividade ou, também, quando observa a mesma atividade.

Os neurônios-espelho foram descobertos por Rizzolatti e colaboradores em um experimento com macacos na década de 1990. Esses pesquisadores demonstraram que alguns neurônios da área pré-motora desses animais eram ativados quando ele próprio realizava um movimento de se esticar para pegar um alimento. Até aí, tudo bem. Precisa-se da ativação desses neurônios para realizar ações motoras. A grande descoberta, porém, foi observar que a mesma área também era ativada no animal que observava um outro macaco realizando a mesma tarefa.

Isso ocorre também com humanos. Os neurônios-espelho, quando ativados pela observação de uma ação, permitem que o significado dessa ação seja compreendido automaticamente, pois a inferimos. Isso é importante para a cognição social!

Quando vemos alguém bocejar, temos a ativação de neurônios que refletem o que vemos e nos levam a bocejar também. O mesmo ocorre com a vontade de rir, o sorriso é social. Rimos para transmitir aos demais que estamos contentes. Se os demais riem (ou ouvimos risos alheios, ainda que sejam gravados), interpretamos que os demais estão contentes, e temos a tendência a sorrir também, tal e qual acontece com o "contágio" do bocejo.

Tais neurônios também estão por trás de nossa empatia, nossa capacidade de sentir na pele o que acontece com os demais. Tendemos a ficar tristes quando alguém está triste, a nos emocionar quando alguém está alegre, ou a sentir um arrepio quando outra pessoa se machuca.

Temos a capacidade de imitar desde muito pequenos. Os bebês tendem a imitar os pais mostrando a língua e outros comportamentos engraçadinhos que ensinamos a eles. No início da aquisição da linguagem, os neurônios-espelho também são úteis, pois os bebês começam a repetir os sons que lhes apresentamos.

DÉFICIT DE FUNÇÕES EXECUTIVAS

Características encontradas em pessoas com autismo, como inflexibilidade, perseveração, foco nos detalhes, dificuldade nos relacionamentos interpessoais e dificuldades em brincar, poderiam ser explicadas por um comprometimento funcional no lobo frontal, e, consequentemente, nas habilidades das funções executivas.

As funções executivas abrangem um conjunto de processos comportamentais complexos que permitem ao indivíduo a realização independente e autônoma de atividades que envolvem planejamento, organização e execução a partir da motivação e consciência de si e do ambiente. Desenvolvimento de estratégias, estabelecimento de prioridades, controle de impulsos, automonitoramento, autodireção e autorregulação da intensidade, do ritmo e outros aspectos qualitativos comportamentais são alguns de seus aspectos.

As pessoas com autismo apresentam prejuízo das funções executivas e em todas as habilidades que precisam dela, o que também pode gerar déficits no aprendizado por meio de *feedback* e uma falta de inibição de respostas irrelevantes e ineficientes.

TEORIA DA COERÊNCIA CENTRAL

Refere-se à tendência natural que temos para juntar as partes de informações para formar uma ideia.

Uta Frith, psicóloga do desenvolvimento, pós-graduada em Psicologia Experimental, foi uma das pioneiras a explicar a Teoria da Mente em pessoas com autismo. Ela também sugeriu que os indivíduos com autismo têm "fraca coerência central", e são melhores do que os indivíduos típicos no processamento de detalhes, mas piores na integração de informações de muitas fontes diferentes.

Percebemos em muitas crianças pequenas com TEA o fascínio por detalhes de fios encontrados nos tapetes ou pequenas sujeirinhas encontradas no chão. Tendem a ter interesse em detalhes em detrimento do todo. Muitas vezes se atêm a detalhes específicos ao invés de atentar ao essencial da história.

COMO O CÉREBRO APRENDE

O cérebro é parte do nosso sistema nervoso central. Ele é formado por bilhões de células nervosas – os neurônios. Essas células se conectam umas às outras e são responsáveis por todas as funções mentais. Elas controlam os movimentos, o sono, a fome, as emoções, os sentidos...

Nosso cérebro possui uma incrível capacidade de criar e remodelar suas redes neurais de acordo com os estímulos que recebem. Essa fantástica capacidade é possível graças à plasticidade cerebral! E essa é a *chave* para o tratamento do autismo!

O cérebro é capaz de mudar sua estrutura física e também sua atividade. Você deve estar se perguntando: como isso é possível? Isso se dá por meio de estímulos que criam novas ligações entre os neurônios, modificando a rede de conexões, ou seja, criando caminhos diferentes e complementares. Quando feitos da maneira correta, direcionados a comportamentos e aprendizagens funcionais, fortalecidos de maneira adequada, tal mecanismo é capaz de "revolucionar nossas vidas" graças à *neuroplasticidade!* Podemos pensar na neuroplasticidade como um GPS: quando queremos ir a um lugar, inserimos o endereço e ele elabora uma rota que devemos seguir, porém, às vezes, nos distraímos e acabamos por errar esse percurso. O GPS então recalcula todo um caminho diferente, mas com o mesmo intuito de nos levar ao nosso destino final de início. O nosso cérebro, por meio da neuroplasticidade, nos permite "recrutar" neurônios e formar novos caminhos que garantirão nossa aprendizagem.

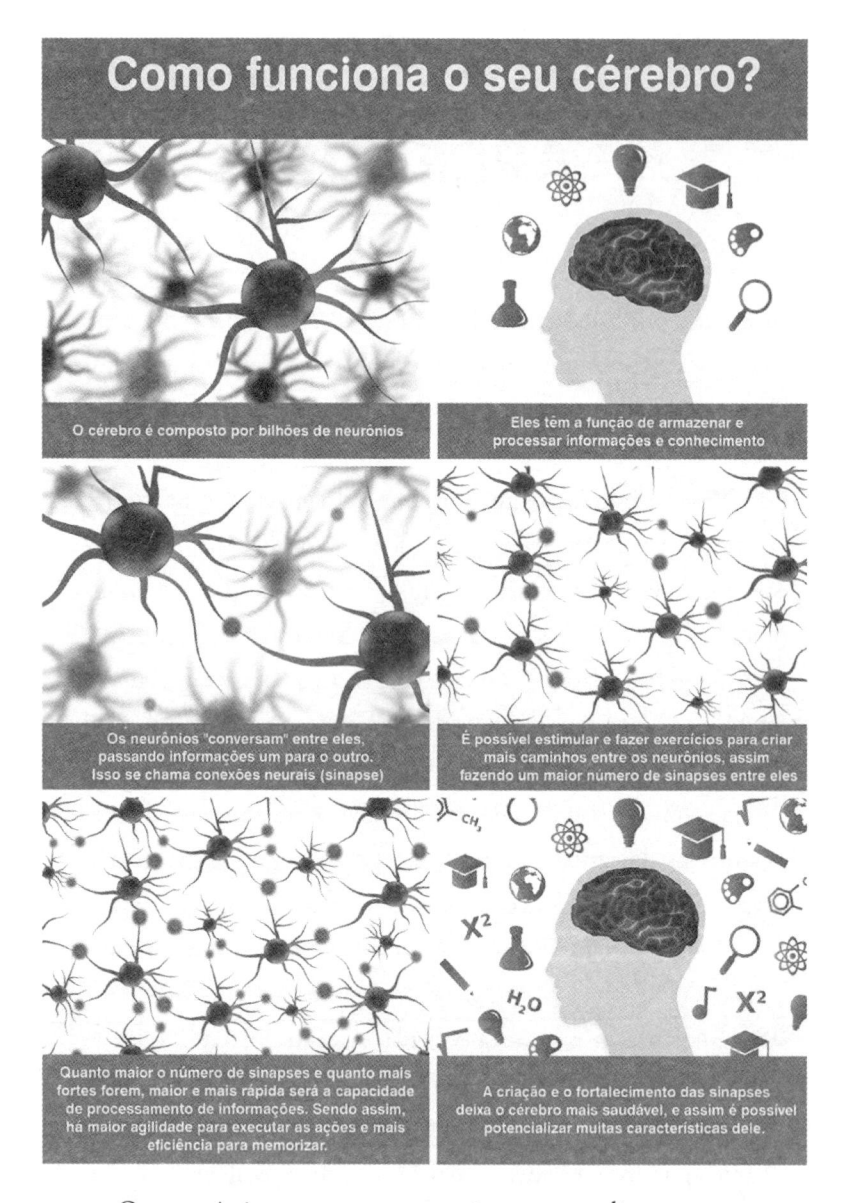

Como o cérebro aprende

Como funciona o seu cérebro?

O cérebro é composto por bilhões de neurônios

Eles têm a função de armazenar e processar informações e conhecimento

Os neurônios "conversam" entre eles, passando informações um para o outro. Isso se chama conexões neurais (sinapse)

É possível estimular e fazer exercícios para criar mais caminhos entre os neurônios, assim fazendo um maior número de sinapses entre eles

Quanto maior o número de sinapses e quanto mais fortes forem, maior e mais rápida será a capacidade de processamento de informações. Sendo assim, há maior agilidade para executar as ações e mais eficiência para memorizar.

A criação e o fortalecimento das sinapses deixa o cérebro mais saudável, e assim é possível potencializar muitas características dele.

    Os neurônios possuem extensões para se ligar a outros neurônios. Para transmitir as informações, usam caminhos chamados axônios, e para receber, usam os dendritos. Se as informações (estímulos) recebidas do ambiente preenchem determinadas condições, o neurônio dispara um pulso elétrico ao longo do axônio. Quando o pulso chega à extremidade do axônio, distribui-se por mais ramificações, que se conectam aos dendritos de outros neurônios. Dessa forma, as sinapses são estabelecidas. Essas sinapses podem ser descritas como a "conversa" de um neurônio para outro, que se conectam.

INTERVENÇÃO PRECOCE

Os bebês, ao nascer, têm aproximadamente 100 bilhões de neurônios interconectados por cerca de 50 trilhões de sinapses. Isso é necessário para que a criança nasça com alguns "instintos", como respirar, sugar, chorar. Ao longo dos primeiros meses de vida, as sinapses aumentam muito. É fundamental, aqui, que as informações ambientais sejam ricas em qualidade, para que a aprendizagem se forme de maneira eficiente e seja moldado um cérebro funcional.

O crescimento das ligações entre os neurônios ocorre a vida toda, porém de forma intensa e frenética somente nos primeiros anos de vida.

A maneira como os caminhos neuronais foram formados nos primeiros anos de vida determinará a capacidade que o cérebro terá por toda a vida.

É importante, nessa fase, fornecer estímulos que gerem o máximo de quantidade e qualidade de ligações. Aproveitar ao máximo para oferecer estímulos ricos em cores, sons e sensações táteis.

Mesmo quando o cérebro tem alterações importantes é possível a estimulação de novos caminhos. A formação de novas redes neuronais poderá acontecer de forma mais lenta, mas há capacidade de evolução, desde que com assistência especializada adequada.

É muito mais fácil uma criança aprender diferentes idiomas, fluentemente, se o faz desde pequena, do que o adulto. O mesmo ocorre para aprender a tocar instrumentos musicais.

Insistimos muito neste ponto: tratar o mais cedo possível! Intervir nos sintomas apresentados por uma criança, mesmo sem diagnóstico fechado. O quanto antes começarmos a estimulação adequada, enquanto as crianças são bem pequenas, mais possibilidade de ensinar novos repertórios e de reduzir os sintomas do autismo.

APRENDIZAGEM

A neuroplasticidade está relacionada à recuperação de funções que foram afetadas de alguma maneira, mas também está relacionada à aprendizagem normal, na qual existe constantemente a reorganização de funções e organizações dentro do sistema como um todo. Ela é influenciada diretamente pelas experiências de cada indivíduo e fortalecida pelo uso dessas experiências e por um ambiente rico em estímulos.

A manutenção de uma atividade mental intensa acarretará a formação de novas sinapses e o seu fortalecimento, as experiências adquiridas são fortalecidas à medida que as repetimos. Novas conexões podem se multiplicar em diversas áreas cerebrais.

A aprendizagem pode ser entendida como a capacidade de adquirir informações novas, padrões de comportamentos ou habilidades que sejam duradouros e que modifiquem comportamentos.

A memória retém, recupera e reativa essas informações aprendidas quando é preciso usá-las. Para memorizar as novas informações e recuperá-las quando precisamos, é necessário repetição. Todos os dias, quando dormimos, o cérebro faz uma "faxina" em tudo que foi acessado por ele durante o dia. As informações que foram vistas mais de uma vez têm mais chances de serem enviadas à memória de longo prazo.

Pesquisas mostram que muitas áreas do cérebro estão envolvidas em aprendizagem e memorização, inclusive áreas motoras. Por isso, atividades que envolvam movimento, ações motoras associadas, ajudam muito – portanto, o *brincar*, baseado em um modelo naturalista de estimulação, é perfeito!

A repetição é peça fundamental para a aprendizagem e o fortalecimento das conexões sinápticas sobre o qual falamos no começo do capítulo.

Elas ajudam o cérebro a compreender aqueles comportamentos ensinados como algo importante diante do contexto. A criança pequena entende que quando aperta o botão do pianinho de brinquedo resulta um som agradável e a mamãe canta uma música que ela adora. Todas as vezes que ela toca o pianinho, seu cérebro entende que, em seguida, virá uma musiquinha legal, e com essa repetição cada vez mais frequente a criança aprende e reforça esse comportamento. É importante que as terapias incluam generalização de aprendizagem. A criança precisa realizar o que aprendeu em contextos, ambientes e com pessoas diferentes. A orientação e o apoio dos pais e professores são fundamentais para que as estratégias sejam repetidas em casa e na escola.

Na primeira infância, os neurônios estão dispostos a maiores alterações. Devem receber o maior número de estímulos possível. Quanto mais informações úteis a criança receber, mais conhecimento, memória e aprendizado terá. Os neurônios estão esperando por isso, em fase de adaptação e crescimento. Daí a importância do diagnóstico e tratamento precoces.

Imagine que isso é possível no cérebro do seu filho!

Um neurônio pode se interligar a uma rede com centenas de milhares de outros. A complexidade de uma rede com milhões de neurônios faz com que seja indecifrável o limite a que a aprendizagem pode chegar.

SAIR DA ZONA DE CONFORTO

Para aprender, o cérebro precisa sair da zona de conforto. Se a criança permanece fazendo somente o que quer, sem objetivos, o que é fácil para ela ou somente fica em autoestimulação, não adquire conteúdos novos.

O segredo de uma boa estimulação é deixar as crianças o mais reguladas e felizes possível, porém, dentro de uma dieta de estimulação. Dar estímulos de uma maneira que não a desregule, que saia da zona de conforto, mas que não a sobrecarregue.

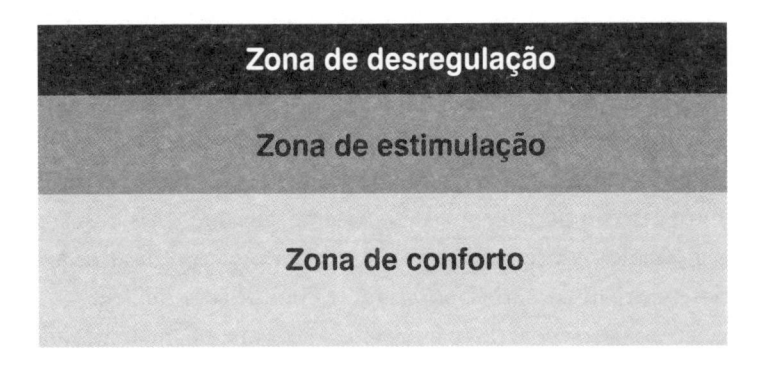

Zona de desregulação
Zona de estimulação
Zona de conforto

Zona de conforto: Quando a criança está brincando do seu próprio jeito, sozinha. Geralmente, assim, as crianças com autismo ficam tranquilas: podem fazer o que querem, sem demandas e sem interferências nas suas ideias.

Zona de estimulação: Onde conseguimos ensinar coisas novas para a criança, ou seja, ampliar repertório social, verbal ou outros. Observe que, para atingirmos essa zona, precisamos tirar um pouco a criança da zona de conforto, mas com cuidado.

Zona de desregulação: É quando perdemos a criança. Ela se desorganiza e não aprende nada enquanto está nessa situação de estresse. Isso pode ocorrer quando o estímulo foi invasivo demais e o seu cérebro não deu conta de se manter organizado.

Então, para estimular qualquer criança – com desenvolvimento típico ou atípico – a fazer ou aprender coisas novas, será preciso sair um pouco da zona de conforto, de uma forma que ela consiga aceitar e não seja excessivamente intenso. Esse é o segredo.

Mudanças no comportamento ou desenvolvimento da criança não ocorrerão de maneira mágica. Ela não vai acordar de repente, falando, olhando ou prestando atenção no que as pessoas dizem ou fazem. Isso ocorrerá pouco a pouco e depende de muito estímulo e de um bom balanço entre tirar da zona de conforto, estimular e voltar para ela.

Quais experiências estamos proporcionando às crianças? Ficamos com ela? Sentamos alguns minutos para brincar todos os dias? Já desistimos de tentar e nos acostumamos com seu jeito de não interagir?

ACREDITAR NA CRIANÇA

Um estudo desenvolvido por um grupo de estudantes de Neurociências, com ratos, mostra um fato interessante.

Os estudantes foram divididos em dois grupos, e cada grupo recebeu alguns roedores. Para um dos grupos foi dito que os ratos recebidos eram de uma linhagem genética com maior inteligência, e para o outro grupo que os ratos que estavam recebendo faziam parte de uma linhagem com baixo nível de inteligência. Nos resultados obtidos em relação ao desempenho, o grupo dos ratos ditos inteligentes alcançou um resultado três vezes maior em comparação com o do outro grupo. No final da experiência, foi revelado que, na realidade, os ratos eram todos iguais, da mesma linhagem, adquiridos no mesmo lugar, não havia diferença alguma entre eles! Isso, porém, foi informado apenas ao final do experimento para saber se haveria diferenças nos resultados. E foi exatamente o que o estudo provou! Acreditar no potencial dos ratos foi o que fez a diferença no experimento. Quando acreditamos, emitimos pequenos comportamentos a mais de esforço em direção ao que queremos.

Muitas vezes, em minha experiência clínica, escuto a frase "mas você acha que meu filho evoluirá?" e eu sempre procuro responder que ele não tem a opção de não melhorar, pois eu *sempre* vou acreditar na capacidade de cada um deles para que evoluam o máximo possível, e não medirei esforços para correr atrás disso!

Acreditar no potencial de nossas crianças é uma arma poderosíssima, e a ciência nos prova isso. Então acreditem! Mas acreditem verdadeiramente. Os resultados podem ser muito melhores se isso for feito. Em uma das muitas frases que já ouvi em Neurociência, tem uma de que gosto muito: "Se com números de um a nove conseguimos uma infinidade de variações e com 25 letras do alfabeto temos tantas teses e teorias escritas, imagine só o que podemos conseguir com bilhões de neurônios?".

Portanto, de agora em diante, vamos ampliar esse olhar para além do autismo que a criança tem e potencializar tudo que ela é capaz de aprender.

TRATAMENTOS E INTERVENÇÕES

Para qualquer tratamento é necessário um *conjunto de técnicas comprovadas cientificamente adicionadas à lógica*. Qual o sentido daquele procedimento? Aonde queremos chegar com ele? Por que essa técnica vai levar a isso?

Comecei a pensar nisso na primeira vez que visitei um centro de autismo fora do país. Havia acabado de terminar meu mestrado em Análise do Comportamento (um curso de excelência, no qual aprendi *muito*) e fui visitar o primeiro das dezenas de locais que visitei pelo mundo com o objetivo de ver tudo que eles fazem e trazer para aplicarmos no Brasil.

Enquanto eu aplicava uma das técnicas com um garotinho, os outros terapeutas me olhavam de um jeito estranho. Percebi que estava fazendo alguma coisa não muito louvável como achei que fosse.

No final do dia, convocaram uma reunião extraordinária e começaram a me fazer perguntas: Qual área do cérebro você que ativar? E por quê? Através dela você vai chegar a qual outra? Com qual outra técnica? Eu não sabia responder com propriedade. Sabia responder somente o nome das técnicas e qual comportamento queria alterar.

Eu pensava apenas na aplicação do que havia aprendido. Pensava apenas em aplicar um programa e depois o outro. Não entendia como isso se processava *dentro* do cérebro através das sinapses. Pensava apenas em modificação de comportamentos. E, com a Neurociência, vi que se vai muito além disso.

PLANO TERAPÊUTICO

Qualquer plano de intervenção deve conter objetivos, ou seja, metas que a criança precisa alcançar. Deve ser baseado em déficits avaliados para desenvolver habilidades funcionais para a vida da criança.

Para chegar em um objetivo final, percorremos um caminho com muitas etapas, o que é fundamental para garantir a aprendizagem do que queremos ensinar para aquela criança.

Para um simples procedimento de imitar/fazer igual é preciso que haja uma lógica, um *por que* estamos fazendo aquilo. Qual área do cérebro está sendo estimulada e para quê.

COMO O TRATAMENTO FUNCIONA?

Avaliação inicial

A primeira coisa a se fazer é *avaliar* o repertório comportamental da criança. Por meio de escalas e *checklists* que contêm os marcadores de cada período do desenvolvimento infantil, podemos rastrear tudo que a criança faz e comparar com o que seria esperado para cada idade. Esses instrumentos trazem informações baseadas em pesquisas e apresentam comportamentos-chave.

A família participa da coleta de dados iniciais (e de todo o processo), juntamente com os terapeutas e outros profissionais envolvidos no caso. Depois, os dados são comparados e testados, até que tenhamos um acordo sobre o desempenho da criança. Todos os comportamentos que não estão ainda bem instalados se transformam em objetivos que buscaremos nas sessões. Assim, o planejamento é controlado e as sessões contêm metas a serem alcançadas.

É importante que a equipe multidisciplinar esteja alinhada e trabalhe em parceria. Isso é importante para que pais e todos os profissionais que trabalham com a criança estejam na mesma página. As sessões não podem ser de entretenimento somente. Precisam ser lúdicas, mas com objetivos claros quanto ao que desejamos alcançar no tratamento de cada criança.

A reavaliação deve ser realizada a cada três meses de trabalho para que se possa verificar e comparar a evolução.

Intervenção

A intervenção deve ser feita na clínica, na casa e na escola da criança. Todas as pessoas do convívio precisam ser orientadas. São necessárias muitas horas de intervenção. A estimulação ideal para o autismo é de 15 a 40 horas semanais. Para isso ocorrer, os pais são orientados por profissionais especializados e dão continuidade aos estímulos em casa. Para atingir essa quantidade de horas a escola precisa usar o tempo que a criança fica lá, que é enorme, geralmente no mínimo quatro por dia, para estimular adequadamente as crianças com TEA.

Como fazer?

Para ser possível a aquisição de conhecimento e a quantidade de informações necessárias para adquirir conhecimentos no cérebro das crianças, precisamos de três fases bem constituídas:

ENTENDER: mostrar para a criança o que será feito, explicar por meio de figuras, associar informações funcionais.

Para APRENDER a criança precisa executar a ação. Mesmo com ajuda física, precisa fazer o que foi proposto na fase do entendimento.

Para FIXAR, ela precisa repetir a ação algumas horas depois para que o cérebro entenda essa ação como importante e a distribua na memória de longo prazo.

Como fazer isso? Terapias, escola e orientação dos pais são *fundamentais* para o aprendizado e a manutenção de novos comportamentos.

O cérebro não aceita mudanças repentinas. Por isso, a quantidade de aprendizado possível é pequena em um dia. Daí a importância de a criança receber estímulos todos os dias.

Pergunte-se todas as noites:

- Eu proporcionei recursos interessantes para a aprendizagem de atividades novas?

- Estimulei comportamentos funcionais que acrescentarão em sua vida?

- Estimulei novas formas de comunicação?

- Caso sim, durma tranquilo.

- Caso não, procure tentar novamente e buscar o que não conseguiu ainda.

Manutenção dos ganhos

Jojô está com quase três anos e ama brincar de comidinhas! Em atendimento, a terapeuta busca, por meio dessa brincadeira, comportamentos de imitação. Começa brincando e mostrando que está interessada no que Jojô está fazendo. Isso desperta o interesse da menina em olhar algumas vezes para a terapeuta, que se senta de frente para ela. Já muito engajada na brincadeira, a terapeuta pega uma das frutinhas e faz de conta que a está comendo: "Hummm que delícia!!!!". Jojô olha imediatamente e sorri. A terapeuta repete rapidamente a atitude com muito entusiasmo e deixa uma frutinha perto de Jojô. A menina ri, pega a fruta e a leva à boca, tentando imitar o que a terapeuta acabou de fazer.

Com esse exemplo podemos entender que a criança conseguiu dar um pequeno passo na aquisição de repertório de imitação. A criança demonstra interesse e realiza uma ação que queríamos, pois estava no plano terapêutico da criança como uma meta a ser alcançada. Isso quer dizer que ela já aprendeu a imitar? Ainda não. Para afirmar que a criança aprendeu o que queremos ensinar é preciso que haja *consistência* na repetição do comportamento. Ela precisa emitir o que aprendeu em outros ambientes e não apenas com a terapeuta, ou seja, também com outras pessoas diferentes.

No caso de Jojô, ela começou a imitar cada vez mais dentro das brincadeiras e jogos. A equipe trabalha alinhada com a família e o comportamento é reproduzido por todos.

Depois que uma habilidade é adquirida, novos objetivos são acrescentados ao plano terapêutico para potencializar as aprendizagens.

MÉTODOS EFICAZES

Sabemos que terapias funcionam efetivamente para a melhora do autismo. Elas são baseadas em tratamentos comportamentais, que têm como objetivos a eliminação de comportamentos considerados inadequados e a potencialização de comportamentos funcionais, independência e autonomia. Seguem as principais:

ABA

ABA é a sigla de *"Applied Behavior Analysis"*, termo em inglês que pode ser traduzido como "Análise Aplicada do Comportamento".

As intervenções em ABA foram e são realizadas em contexto de pesquisa e ciência. Diversos são os estudos que dão suporte a essa prática. A Associação para a Ciência do Tratamento do Autismo nos Estados Unidos afirma que ABA é um tratamento que possui evidência científica suficiente para ser considerada eficaz, por isso vem sendo amplamente utilizada, especialmente no tratamento de pessoas com autismo.

Trata-se de uma ciência com um conjunto de princípios que já foram amplamente pesquisados e comprovados como eficientes.

São diversas habilidades trabalhadas durante todo o processo terapêutico. Elas incluem os comportamentos sociais, como comunicação funcional e contato visual; comportamentos acadêmicos que são requisitos para escrita, leitura, interpretação e matemática; além da preocupação em desenvolver e treinar habilidades diárias. A redução de comportamentos como as estereotipias, autolesões agressões também faz parte do tratamento, já que todos esses comportamentos interferem na integração e no desenvolvimento do indivíduo com diagnóstico não só de autismo, mas também de outras síndromes e transtornos com ou sem deficiência intelectual.

Durante todo o tratamento, o ensino individualizado e intensivo de todas as habilidades necessárias é prioridade. Cada criança precisa ter seu programa personalizado, com suas necessidades particulares, priorizando a independência e autonomia do indivíduo.

Modelo Denver de Intervenção Precoce

O Modelo Denver de Intervenção Precoce (ESDM) é baseado integralmente na Análise Aplicada do Comportamento (ABA). Foi considerado pela revista *Time*, em 2012, uma das dez maiores descobertas da área médica. Trata-se de uma abordagem de intervenção com comprovação científica que otimiza o desenvolvimento de crianças com autismo na faixa entre um a cinco anos de idade. Prioriza a construção das interações sociais da criança, a espontaneidade e habilidade de engajamento com o outro, o que leva à construção de vínculos de afeto de forma positiva e natural.

Tendo em vista a dinâmica do desenvolvimento típico, o Modelo Denver tem como objetivo ajudar a criança a aprender em todos os momentos do dia, porque explora de forma ativa as oportunidades de aprendizagens. As atividades sociais são motivadoras e ajudam na construção da cognição social.

TEACCH

É a sigla de *Treatment and Education of Autistic and Communication Handicapped Children* (Tratamento e Educação de Crianças Autistas e com Desvantagens na Comunicação, em tradução livre para o português).

O TEACCH baseia sua metodologia no princípio de que todas as crianças com autismo podem aprender, mesmo que de forma diferente. Utiliza apoios principalmente visuais para ensinar comportamentos. Pode ser usado junto com outros métodos de modificação do comportamento.

PECS

O *Picture Exchange Communication System* (PECS), ou Sistema de Comunicação por Troca de Figuras, é um método para ensinar pessoas com distúrbios de comunicação e/ou com autismo a comunicarem-se de forma funcional por intermédio da troca de figuras.

Estudos sobre a metodologia PECS mostram que esse método aumenta a intenção comunicativa das pessoas com autismo.

PRÁTICAS TERAPÊUTICAS IMPORTANTES

Terapia fonoaudiológica

Juntamente com a terapia comportamental, o trabalho fonoaudiológico auxilia no desenvolvimento da comunicação verbal e não verbal, de habilidades sociais, rotinas de brincadeira, entre outros. O objetivo é conseguir estimular a criança a utilizar comunicação funcional no seu dia a dia.

A intervenção precoce é fundamental para o melhor desenvolvimento da criança com TEA.

Terapia ocupacional – integração sensorial

Alterações no sistema sensorial estão relacionadas ao diagnóstico de autismo. A integração sensorial pode auxiliar na organização desse sistema, melhorando a interação da criança com os estímulos ambientais existentes. A terapia ocupacional trabalha também habilidades cotidianas para autonomia e independência da criança.

Medicação

Não existem ainda medicações especificamente para autismo. Algumas, com aprovação para crianças pequenas inclusive, podem ser usadas para tratar sintomas que estejam prejudicando o funcionamento da criança e ajudá-la a usufruir melhor das intervenções terapêuticas.

O uso de alguns medicamentos pode ajudar em sintomas específicos de dificuldade de atenção, hiperatividade, melhora do sono, estereotipias e ansiedade. Cada caso precisa ser avaliado cuidadosamente, e somente o médico pode decidir sobre essa indicação.

Musicoterapia

Alguns estudos comprovam o benefício da música para a estimulação cognitiva. A prática pode auxiliar na atenção auditiva e na coordenação motora, além da estimulação sensorial.

Esportes

A prática esportiva desenvolve habilidades motoras, que já foram correlacionadas à plasticidade cerebral. Melhora a saúde da criança, além de ser um meio de praticar interação social e comandos coletivos.

Apoio dos pais

Converse sempre com o profissional que trabalha com seu filho – professor, fonoaudiólogo, psicólogo – e pensem juntos quais são os caminhos que precisarão seguir e aonde pretendem chegar. Uma coisa importante aqui: se você não entender nada da explicação que o profissional está dando, por ser uma linguagem técnica, pergunte novamente e peça para dizer em outras palavras. É importante entender tudo sobre o tratamento.

Questione e experimente sempre. Faça o melhor que puder. Quando realmente acreditamos no que fazemos e sabemos que funciona, insistimos mais. Emitimos mais comportamentos em direção ao objetivo final, e isso é comprovado.

A intervenção no TEA envolve diferentes esferas, assim como suporte para a família e a comunidade, em círculos interconectados: atendimento em casa, médicos, escola, reabilitação, pais, irmãos, psicoterapia.

Os gastos com autismo nos Estados Unidos são considerados um dos custos mais altos com doenças. Aqui no Brasil não é diferente, incluindo educação especial e, consequentemente, menor produtividade quando adultos. A intervenção precoce pode reduzir custos, pois aumenta muito as chances de essa pessoa ser produtiva e independente na vida adulta. Daí a preocupação tão grande com tratamento rápido, imediatamente quando se percebem sintomas, mesmo sem o diagnóstico fechado.

É preciso estimular todos os dias. Para dar continuidade ao trabalho de linguagem, por exemplo, os pais e o professor podem ler livros com a criança diariamente, pedindo contato visual e imitação vocal, fazendo efeitos sonoros do maior número de coisas possível, ou pedindo para continuar histórias, adivinhar o que vai acontecer, identificar figuras e parear cópias semelhantes das figuras que podem ser feitas.

Com poucos meses de estimulação diária, percebemos muita evolução da criança. O cérebro dela muda e ela passa a fazer coisas que não fazia antes.

MANEJO DE COMPORTAMENTOS INADEQUADOS

Comportamentos inadequados, como chorar, gritar, jogar coisas, agredir, fugir são frequentes em crianças com autismo. Crianças típicas também fazem uso desses comportamentos para conseguir o que querem, mas em crianças com autismo esse problema pode ser mais frequente e intenso, já que a comunicação está prejudicada. Ela tem menos recursos para entender os efeitos negativos que isso causa para ela e para as outras pessoas.

Problemas de comportamento interferem diretamente na aprendizagem das crianças, pois elas podem perder oportunidades de ensino que gerariam estímulos ambientais ricos para a aquisição de repertórios básicos de comunicação e interação social. Afetam também família e colegas na escola – potenciais de aprendizagem. Precisamos aprender a gerenciar esses comportamentos.

As causas mais comuns para desencadear esses comportamentos são:
- **Conseguirem algo que querem:** usam a birra quando não conseguem pegar ou fazer algo sozinhas. Usam como forma de "pedir". Se a criança começar a gritar nesses momentos, espere ela se acalmar e peça para que aponte o que quer. Se necessário, use ajuda física para modelar os dedinhos dela. Explique que agora você entendeu o que ela quer, pois ela mostrou. Explique também que não vai mais funcionar gritar para conseguir o que quer.

- **Fuga ou esquiva de demandas:** as crianças não querem atender a uma solicitação, seja demanda ou até brincadeira. A criança evita ou se afasta quando pedimos algo para ela. É muito comum quando tentamos lhes ensinar coisas novas. Nesses momentos, podemos diminuir a demanda, pedir algo mais simples. Podemos dar apoio físico para que realize rapidamente e, em seguida, brincar de algo que ela goste ou fazer o que ela quer.

- **Atenção:** se a criança emite comportamentos inadequados para chamar atenção, como gritar para os pais virem até ela ou bater nas pessoas para que olhem, não podemos dar esse retorno. Espere a criança se acalmar e dê atenção imediatamente. Assim, ela percebe que teve ganhos quando conseguiu se regular. As crianças com autismo podem ter maior dificuldade em discriminar expressões faciais e interpretar o que o outro está sentindo. Por isso, quando recebem broncas, podem entender como atenção dos pais, o que acaba reforçando seu comportamento, ao invés de eliminá-lo. Muitas crianças riem quando os pais dão bronca, não porque estão fazendo algum tipo de enfrentamento, mas por não interpretarem corretamente a situação.

- **Controle:** as crianças com autismo gostam de seguir rotinas e de não ter mudanças em seus planejamentos. Quando algo foge ao que planeja, ela pode ter dificuldade para aceitar. Percebemos esses comportamentos em coisas simples, como não gostar que mexam em um alinhamento que fez com seus brinquedos, não gostar quando os pais mudam o caminho para levá-la à escola, quererem que as pessoas parem de falar. Querem que as coisas sejam do jeito delas. Sempre que esse padrão comportamental ocorrer, podemos utilizar aproximações sucessivas para quebrar o controle. Se a criança não gosta que mexa no alinhamento que ela fez, podemos começar somente chegando perto, depois encostando no brinquedo, depois mexendo bem pouco, e assim sucessivamente.

A ocorrência de comportamentos inadequados vai diminuir quando eles não tiverem mais consequências positivas para a criança. Se continuar conquistando o que deseja ou tendo ganhos, será difícil eliminá-los. Por meio de aquisição de habilidades, ou seja, do aprendizado da forma adequada de comunicar o que deseja, esses comportamentos serão substituídos por outros mais funcionais e adequados.

Além de não reforçarmos mais esses comportamentos, precisamos também ensinar para a criança um comportamento alternativo. O que ela pode fazer para conseguir o que deseja de uma maneira adequada?

O QUE FAZER?

1. **Tentar se antecipar à crise:** algumas vezes já sabemos que teremos que lidar com a birra. Quando passamos no mercado na volta para casa, por exemplo, a criança está junto e quer comprar todos os doces. Não se contenta com um e quer mais. Quando dizemos "não", começa a crise. Ao sabermos da alta probabilidade de isso ocorrer, quando precisarmos passar no mercado podemos nos antecipar, explicar para ela onde vamos, mostrar imagens da internet do mercado a que irão, mostrar fotos dos doces que ela vai querer e explicar que naquele dia não compraremos tais itens. A antecipação e explicação podem ajudar a diminuir a probabilidade de ocorrência da birra.

2. **Validar o "não":** outra forma de prevenção é darmos sempre validade a nossa palavra. Se sempre que dizemos "não" nos mantivermos inflexíveis, a criança já saberá que não adiantará insistir. Se dizemos "não", mas depois cedemos, a informação fica ambígua e aumenta a probabilidade de ocorrência.

3. **Algumas vezes antecipar não vai funcionar.** Ou porque a criança insiste ainda assim, ou porque não tivemos como antecipar. E a birra começa. Nesse momento, logo que a crise se inicia, podemos nos abaixar na altura da criança, falar com ela, pedir-lhe para respirar e se acalmar, descrever que entendemos o que ela queria, mas que não vamos poder fazer ou dar naquele dia. Dizer ainda que sabemos que ela fica triste com isso, que sentimos muito. Use imagens novamente para explicar. Podemos conseguir as imagens na internet do celular mesmo.

4. **Se, mesmo antecipando,** conversando e explicando a birra ainda assim aconteceu, não há o que fazer. Esperamos a crise passar e quando ela acabar voltamos a falar e dar atenção para a criança. Explicamos novamente e mantemos tudo que havíamos falado antes. Não podemos ceder e fazer o que ela quer com a birra, pois assim será feita a associação de que aquele comportamento inadequado traz benefícios.

Algumas vezes, a criança pode simplesmente querer nossa atenção. Nesses momentos podemos explicar a ela: "Entendi que você quer minha atenção, mas assim que o seu irmão terminar de falar será a sua vez".

Procure sempre a ajuda de um especialista para analisar adequadamente cada caso e lidar com birras específicas.

ALTERAÇÕES SENSORIAIS x BIRRAS

O sistema sensorial é responsável pela captação dos nossos cinco sentidos – audição, paladar, tato, visão e olfato. É constituído pelos receptores sensoriais, pelos neurônios aferentes e pelas partes do cérebro envolvidas no processamento das informações sensoriais. Os sentidos são os meios através dos quais os seres vivos percebem e reconhecem outros organismos e as características do meio ambiente em que se encontram; em outras palavras, são as traduções do mundo físico para a mente. É o meio pelo qual desenvolvemos o cognitivo, sensorial e motor. É importante acrescentar aos cinco sentidos comumente conhecidos mais dois sistemas responsáveis pela nossa relação sensorial com o ambiente: sistema proprioceptivo e sistema vestibular.

Algumas pessoas apresentam alterações sensoriais, entre elas um grande número de pessoas com TEA. O cérebro dessas pessoas interpreta e processa essas sensações de maneira desintegrada.

Ainda temos poucas pesquisas sobre os problemas sensoriais no autismo. A enorme variedade de sintomas dificulta o entendimento, pois cada organismo apresenta uma reação diferente. Já se sabe, porém, que essas reações se devem ao perfil sensorial de cada um, que se estabelece à medida que o sistema neurológico elenca suas "preferências" sensoriais.

As pessoas com TEA podem apresentar reações adversas em relação a barulhos, texturas de roupas ou comidas, sabores, estímulos visuais, movimentos, entre outras. Com base no perfil sensorial, é possível identificar quando ocorre hiper ou hiporresponsividade às sensações. Em alguns indivíduos, a tolerância a experiências sensoriais causadas pela não resposta adaptativa ao ambiente pode ser difícil, culminando, na maioria das vezes, em reações comportamentais inadequadas.

Essas respostas não adaptativas ao estímulo sensorial podem acarretar, dependendo da busca ou evitação do sistema neurológico, respostas diferentes, como:

- baixo limiar à dor.
- dificuldade em identificar ou tolerar sabores e/ou texturas;
- restrição alimentar severa.
- necessidade de sempre segurar nas mãos um objeto ou brinquedo.
- necessidade de movimentos físicos intensos.
- necessidade de balanços/movimentos, maior estímulo tátil para perceber o próprio corpo no espaço.
- sons dos objetos.
- podem bater a cabeça para ouvir o barulho ou colocar os ouvidos próximos das saídas de barulho.
- busca de pressão profunda no corpo.
- podem fazer ruídos para se autoestimular.
- bater palmas, girar e outros movimentos estereotipados.

SENSIBILIDADE À DOR E RISCO DE ACIDENTES

As crianças com autismo podem ter menor resposta à dor como consequência de alterações no sistema sensorial. Isso pode fazer com que se exponham a mais situações de risco, pois, nesses casos, não são impedidas ou "protegidas" pela sensação que pode servir como barreira para se expor a ocasiões perigosas.

É comum as crianças caírem e continuarem se arriscando sem chorar e sem serem barradas pela dor.

Elas precisam de monitoramento constante. É comum também as crianças com autismo andarem em parques ou atravessarem ruas correndo sem olhar para trás para buscar a figura dos pais ou do adulto de suas referências. Todo cuidado é pouco!

CRISES SENSORIAIS

As alterações sensoriais podem desencadear comportamentos e emoções e, assim, ter relação direta aos comportamentos do TEA. Podem causar agressividade, fuga, estresse e ansiedade. Por essa razão, é importante reconhecer diferenças sensoriais nas pessoas com esse transtorno e ensiná-las a lidar com as próprias emoções e comunicar suas sensações.

Em razão do excesso de estímulos existentes no mundo, lugares com muitas pessoas conversando, músicas, luzes, roupa pinicando na pele, sobrecarregam o sistema sensorial e as crianças com TEA podem se desorganizar e chorar. Veja que isso é muito diferente do choro da birra, que ocorre quando a criança não consegue algo que quer muito e se frustra, ou quando quer atenção.

As birras podem ocorrer quando estamos passeando no *shopping* e a criança quer muito um brinquedo da loja. Como não é seu aniversário ou Natal, os pais não compram (ou não deveriam comprar). A criança fica muito chateada e chora, grita e se joga no chão.

Alterações sensoriais x birras

A crise sensorial não é birra. É uma desorganização causada por sobrecarga ou excesso de estímulos sensoriais que não são bem processados no TEA. Isso pode ocorrer em ambientes com muitos estímulos ou também quando a criança precisa atentar ou processar muitos pensamentos, como na escola, por exemplo. Quando isso acontece, as pessoas com autismo podem se desorganizar e chorar, gritar, agredir ou ter agitação física.

Diferenciar a causa da crise – se birra ou sensorial – é importante para sabermos como agir para ajudar essa criança.

As crises sensoriais podem ser reduzidas com o trabalho de integração sensorial – que deve ser realizado por especialistas. Nesse caso, o profissional responsável deverá traçar o perfil sensorial da criança, por intermédio de uma avaliação específica detalhada, e a partir de então planejar intervenções em sala específica de integração sensorial. Tão importante quanto a intervenção dentro da sala é orientar a família por meio de "dietas" sensoriais, que são recursos prescritos de acordo com o que foi levantado em avaliação, para que sejam utilizados em caso de crise por sobrecarga sensorial.

ADOLESCENTES COM AUTISMO

A adolescência é um divisor de águas das nossas vidas. É nela que organizamos nossos gostos e preferências e quando descobrimos o que nos faz feliz e estimula. É nessa fase que encontramos pessoas que deixarão marcas por toda a nossa vida: amizades, grupos de jovens, professores, namorados. É nela que decidiremos de que forma contribuiremos com o mundo pela escolha da nossa profissão. Vestibulares, términos de namoro, questionamento de todos os tipos... Tudo isso somado a uma elevada dose de energia potencial e vontade de mudar o ambiente à sua volta. Não é à toa que é mundialmente conhecida como a fase mais complicada para as famílias, até carinhosamente apelidada de "aborrecência".

No caso das crianças com autismo, a preocupação é ainda maior. "Como vai ser quando meu filho crescer?" "Ele vai namorar?" "Dirigir?" "Acompanhar a escola?"

Minha resposta, quase sempre, é a mais desesperadora para as mamães e papais: depende. A solução para tais perguntas dependerá do nível de gravidade dos sintomas de autismo em cada indivíduo.

Como já discutimos anteriormente, as crianças com nível 3 de gravidade precisam de muito apoio e, mesmo assim, são pouco funcionais e precisarão de auxílio intensivo durante a adolescência também. As pessoas que apresentam nível 2 de gravidade conseguem, com ajuda intensiva, funcionar com certa autonomia na vida. As crianças do nível 1 precisam de pouca intervenção e, por isso, passam a maior parte do tempo sem apoio individualizado. Vivem e estudam de forma independente. Com isso, quando crescem, tentam viver a vida como outro adolescente qualquer, têm oportunidade de continuar o colégio, fazer faculdade, mas podem ter muita dificuldade em entender a intenção das pessoas e por isso são inocentes e facilmente induzidas a fazer coisas erradas, sendo mais suscetíveis em algumas situações.

As manifestações do autismo dependem muito de como o indivíduo consegue aprender as regras sociais. As questões que mais pegam são relacionadas ao refinamento das habilidades sociais. As pessoas com autismo não entendem duplo sentido e têm dificuldade de interpretação das situações. Algumas vezes, ficam angustiadas quando os outros riem para eles, pois acha que estão rindo delas.

As pessoas funcionais, que continuam os estudos no Ensino Médio e na faculdade, correm risco ao ter dificuldade em entender a intencionalidade dos outros. São facilmente enganadas e conduzidas a atitudes erradas sem que o percebam. O mundo ainda tem muita maldade, e pessoas com autismo não percebem se não for muito explícito. Elas aprendem a identificar expressões faciais, alguns sinais e sutilezas, mas ainda sim terão dificuldades, como no caso de Pedro.

Pedro fez tratamento desde os oito anos de idade, quando seus pais entenderam que as características diferentes que ele apresentava eram de TEA. Seus sintomas eram muito leves, parecia um garoto tímido e inocente. Sempre acompanhado de perto pelos cuidadores, Pedro desenvolveu habilidades sociais e entrou no colegial. Nesse momento os pais "relaxaram" um pouco, acreditando que o filho já era maduro o suficiente para encarar a vida. Até o pai descobrir que a pequena soma de dinheiro da previdência privada do filho havia sumido. Uma suposta "amiga" de Pedro pedia dinheiro a ele. Com histórias dramáticas, dizia coisas que o faziam acreditar que precisava ajudá-la. Ele deixava de comer para dar dinheiro a ela. O pai achava que ele tinha condições de começar a administrar seu próprio dinheiro, queria acreditar que o filho tinha condições para tal. Por ser adulto, Pedro pôde ir ao banco e fazer a retirada gradual dos valores da previdência.

Mesmo que a pessoa com autismo seja funcional, ainda precisará de monitoramento. Não tem como aprender todas as lições da vida até a fase da adolescência. E as dificuldades de interpretar a intencionalidade das pessoas poderão ser permanentes.

A escola precisa também ter um olhar diferenciado. Em casos de autismo grave ou moderado, muitas famílias param o tratamento. Nunca, no entanto, devemos parar de ensinar e trabalhar as questões relacionadas à autonomia e independência. Estudos mostram que, mesmo nessa fase, os adolescentes com TEA podem evoluir muito e aprender novos repertórios comportamentais e cognitivos.

Contar ou não contar sobre o autismo?

Muitos adolescentes com autismo não sabem o que têm. Para eles saberem, os pais precisam ter aceitado o diagnóstico e encarado a questão. Muitos não o fizeram ainda, pois os filhos têm somente alguns traços, os chamados antigamente de "*aspergers*".

Outros pais sabem, mas acreditam que protegem os filhos não dizendo o que têm. Acham que ficarão muito ansiosos, que vão piorar, ficar tristes.

Certamente as pessoas perceberão que há algo diferente, que não ficam em festas por muito tempo, podem apresentar inabilidade em situações de grupo, não entendem coisas.

O próprio adolescente também sabe. Ouve pessoas falarem que ele é esquisito, percebe que é diferente dos amigos em vários aspectos. Não são chamados para sair com os outros, e não sabem por quê.

A melhor estratégia é sempre dizer a verdade. E de forma natural. As pessoas com TEA, se crescem ouvindo o termo, encaram sua condição de forma mais tranquila.

Assim, podem procurar pares e grupos de adolescentes com as mesmas características. Existem alguns grupos terapêuticos para adolescentes com autismo, e o contato com pares e especialistas ajuda muito no controle da sexualidade, no acompanhamento profissional e no treino de habilidades sociais.

VIDA ADULTA E TRABALHO

Muito se fala em crianças com autismo, e a maioria das pessoas com TEA que chegam ao consultório ainda são crianças. Durante a consulta, é comum os pais se identificarem com as questões que estamos discutindo e dizer que tinham os mesmos sintomas quando crianças!

Quando investigam sobre os sintomas dos filhos, encontram em si as mesmas características. Geralmente são pessoas que estão em um grau menos comprometido do espectro, que não têm deficiência intelectual. Em geral, elas costumam ficar mais isoladas, são classificadas como "pouco sociáveis", muito tímidas, ingênuas, metódicas e até "frescas" – já que são mais sensíveis a barulhos, luzes e até a toques, mas que levam uma vida considerada normal – com estudos, trabalhos e relacionamentos.

Os pais de Filipe marcaram uma consulta e pediram urgência, pois estavam muito angustiados com a conversa que haviam tido na escola do filho. No dia anterior, a professora explicou que Filipe, na época com dois anos e meio, não estava participando das atividades com os colegas. Preferia pegar algum material e ficar sozinho na sala. O mesmo ocorria nos intervalos e nos momentos de brincadeira. Na Educação Física, corria sem seguir a intenção da atividade. Quando relatei aos pais, após investigação, que os sintomas pareciam do espectro do autismo, eles confirmaram sua desconfiança. Os avós de Filipe relataram que o pai fazia as mesmas coisas quando era pequeno. No mesmo momento, o pai de Filipe começou a balançar o corpo para a frente e para trás e a fazer um som com a boca. A esposa, mãe de Filipe, não estranhou e disse que aquele comportamento era comum no marido quando estava preocupado com alguma notícia, como naquele momento, ou quando estava ocioso assistindo televisão ou dirigindo na estrada.

O pai de Filipe era executivo em um grande banco de São Paulo. Extremamente perfeccionista e dedicado, muito bom com números. Ele e a mulher sempre foram um casal caseiro, não saíam com amigos, trabalhavam muito e ficavam em casa. É comum identificarmos sinais significativos nos pais. A alta hereditariedade do TEA corrobora esses dados. Muitos estão também dentro do espectro do autismo. Porém, por serem traços leves, não foram identificados na época em que eram crianças. E, de uma maneira ou de outra, eles conseguiram superar os sintomas e viver a vida. Porém, com a explicação dos sintomas do espectro, começam a entender uma série de questões que ocorreram durante toda a vida deles.

Muitos adultos com TEA apresentam sintomas depressivos, ansiedade e dificuldades no casamento e no trabalho e vão em busca de tratamento para esses sintomas e não pelo autismo. Eles buscam o relacionamento interpessoal, mas é difícil serem compreendidos, tanto pela sua inocência como pelos interesses restritos que têm. Dificilmente um parceiro entende suas características sem saber a razão por que ocorrem.

A esposa de João nunca entendeu como o marido preferia ficar todos os finais de semana em casa ao invés de sair. Viajar era uma tortura. João não gostava de planejar nada que saísse da sua rotina. Desde o namoro ela já percebia essa tendência. Mas (como todas as namoradas) acreditava que melhoraria depois do casamento. O casamento, inclusive, quase não aconteceu. Eles são de uma religião que não permite maquiagem e corte de cabelo. No dia do casamento, João não reconheceu a noiva, que estava maquiada e com penteado no cabelo. Não queria casar e ficou muito nervoso e desorganizado. Com o choro e o fim da perspectiva da cerimônia, a noiva desfez o cabelo e lavou o rosto. Nesse momento ele se reorganizou e a aceitou como a sua verdadeira namorada. Conseguiram se casar no cartório, mas ela nunca o perdoou por esse episódio, até vir em uma consulta por sintomas de depressão. Passou anos acreditando que ele não a amava de verdade.

Mesmo quando os parceiros entendem, ainda precisam lidar com as críticas dos amigos e dos familiares, que tacham essas pessoas de tímidas, antissociais ou esquisitas.

TRABALHO

Encontrar os pontos fortes da pessoa com autismo pode ajudar que se torne excelente profissional na área escolhida para atuar. Quando essas pessoas entram em hiperfoco, sentem prazer em realizar as atividades e podem ser muito habilidosas.

Algumas empresas já perceberam esses talentos e buscam profissionais com traços do espectro. Conversando uma vez com um empresário, ele me disse:

"As pessoas com sintomas de autismo são muito especialistas no que fazem e não têm pressa para ir embora. Enquanto os outros funcionários da minha empresa estão com o Facebook ligado procurando o que está rolando nas redes sociais, com o Whatsapp apitando o tempo todo e preocupados com a *happy hour* que vai acontecer no final do expediente, meu funcionário com autismo não liga para essas coisas, não faz questão nenhuma de ir embora logo e faz com prazer horas extras sem pressa para ir ao encontro dos colegas no bar".

Quando as pessoas com autismo possuem a inteligência preservada e encontram uma área em que gostam de atuar, tendem a ser muito boas no que fazem. Porém, precisamos encontrar seu verdadeiro talento, a atividade com a qual elas mais se identificam. Não adianta ela gostar de animais e tentar encaixá-la em um programa de informática. Se um garoto sempre foi aficionado por Lego e construções, provavelmente será bom em montar e construir coisas, marcenaria, engenharia, montador de caixas.

A entrevista de emprego é um problema. Certamente se sairá mal, pois o que se avaliam ali são as habilidades sociais. Nessas situações é preciso ter cuidado com o que se responde. Geralmente, a resposta correta é a que o entrevistador quer ouvir, e não necessariamente a verdade. Essa, porém, é uma questão no autismo – a dificuldade em responder o que o outro espera que ele diga.

Empresas familiares e trabalhos autônomos costumam dar muito certo para essas pessoas.

Existem hoje empresas especialistas em inserir pessoas com autismo no mercado de trabalho. Elas fazem transição do estágio, supervisionam a pessoa e dão o treinamento necessário. Muitas empresas de computação têm mostrado grande interesse em funcionários com autismo. As pessoas com comprometimento leve são as mais procuradas.

Todos cometemos erros. Não acontecerão erros somente por causa do autismo. A pessoa com autismo vai precisar de apoio e perseverança. Precisamos acreditar nas capacidades que elas têm e auxiliá-las a manejar as dificuldades.

ORIENTAÇÃO DE PAIS

Entender o diagnóstico é parte-chave do tratamento, por essa razão a orientação de pais é tão importante. Autismo não é uma sentença. É, sim, um transtorno importante, mas que vem sendo estudado há alguns anos, e, por isso, já dispomos de muitas técnicas e intervenções que produzem resultados comprovados.

Pais orientados fazem enorme diferença no desenvolvimento da criança. Vemos, na prática do dia a dia e também nas pesquisas científicas, que crianças que têm pais participativos e preparados melhoram mais do que as que não têm. Portanto, isso também faz parte do tratamento do TEA.

As crianças passam muito tempo da sua vida em casa, com os pais. Mesmo que eles trabalhem, estão diariamente com as crianças à noite e também nos finais de semana. Algumas situações só ocorrem em casa, durante as atividades da vida diária (AVDs), como rotina de banho e sono, entre outras dessas situações. Precisamos aproveitá-las ao máximo, para estimular as crianças na vida real, ensinando os pais a captar a atenção da criança no dia a dia, gerando oportunidades de aprendizagem e de interações sociais importantes para o seu desenvolvimento.

Quais experiências estamos proporcionando à criança? Ficamos com ela? Sentamos alguns minutos para brincar todos os dias? Já desistimos de tentar e nos acostumamos com seu jeito de não interagir?

Um ambiente rico em estímulos, alimentação e sono adequados auxiliam a capacidade cerebral e a produzir novas redes neuronais que se mantêm ao longo de toda a vida. Porém, à medida que envelhecemos, essa capacidade se torna menor.

Para aliviar a ansiedade dos pais (e dos outros membros da família que têm intenção de ajudar, como tios, avós e outros cuidadores) quanto ao que podem fazer para ajudar seus filhos, preparamos este guia de orientações, que deve ser praticado juntamente com as técnicas comportamentais da terapia da criança, para estimular comportamentos dos filhos. É importante discutir com a equipe multidisciplinar que acompanha seu filho sobre os procedimentos e objetivos do momento.

Quando sabemos o que fazer para ajudar as crianças com autismo a se desenvolver, a angústia e a ansiedade diminuem. Por isso, a aceitação é importante. Quanto antes começarmos a estimulá-las da maneira correta, melhor.

Encontrar um bom tratamento – com comprovação científica

Diante do diagnóstico, a primeira pergunta é: e agora, o que eu faço? Encontrar um bom tratamento é o primeiro passo! No entanto, não é uma tarefa fácil, é um mundo novo e ainda não explorado que os pais, geralmente, desconhecem. Muitos pais buscam informações sobre os tratamentos existentes na internet, em redes sociais ou com outros pais que estão vivenciando o mesmo momento.

A maioria das pessoas nunca ouviu falar em psicólogo para tratar autismo. Elas se perguntam: "Mas o que um psicólogo vai fazer com meu filho? Ele nem conversa ainda". De fato, esse pensamento é muito coerente. Não é qualquer psicólogo que é indicado para atender crianças com TEA.

A psicoterapia indicada é baseada na metodologia comportamental, que estuda técnicas de análise do comportamento. São técnicas específicas para modificação de comportamentos inadequados e ensino de repertórios adequados. Falamos sobre elas no capítulo referente a tratamentos.

É importante os pais ficarem atentos às promessas milagrosas de cura. Ainda não existe essa possibilidade. Por essa razão, os pais devem ficar muito atentos ao tratamento escolhido, verificar sua procedência, os estudos realizados e a eficácia nos resultados. Na internet existem muitas informações que ajudam, mas também muitas sem fundamento. No desespero de ajudar seus filhos a se recuperarem, os pais podem ser alvos fáceis de "fórmulas mágicas" ou tratamentos alternativos. Além de alguns deles trazerem riscos para a criança, ainda perde-se um tempo de estimulação adequada que para ela é precioso. Existem muitas pesquisas sérias sobre tratamentos. Não precisamos arriscar a saúde nem tempo com experiências se já sabemos o que efetivamente funciona.

São necessárias muitas horas de terapia. A intervenção precisa ser intensa na infância, com 15 a 40 horas semanais de terapia comportamental em casa e na clínica, terapia fonoaudiológica e integração sensorial. Para conseguir essa quantidade de horas, os pais, cuidadores e professores precisam ser orientados, e, muitas vezes, o profissional que acompanha a criança na escola também.

Em muitas cidades não existe a quantidade de profissionais capacitados para atender toda a demanda, desse modo a criança não alcança o número ideal de horas de estimulação e o tratamento fica comprometido. Não adianta atender poucas vezes: invista em treinamento de pessoas ou procure por uma equipe que possa fazer isso.

Aproveite as atividades da vida diária!

Você vai precisar, diariamente, trocar, dar banho e alimentar seu filho. Por que não aproveitar esses momentos para também estimulá-lo? Claro que deixar a criança limpa e bem higienizada é importante, mas se pudermos associar ganhos, é fantástico!

Sim, nesses momentos a criança costuma estar tranquila, pois já conhece a rotina. Podemos tirar bons olhares e usar a previsibilidade do que ela já sabe que vai precisar fazer.

Pode-se estimular também o seguimento de comandos: a criança já sabe que depois de tirar a roupa deve entrar no chuveiro. Você pode aproveitar para dizer a ela: "agora, chuveiro". Você vai associar linguagem ao que antes era feito automaticamente. Use essas palavras todo dia. Tente incentivar seu filho a imitar o que você está falando também! Depois que ele demonstrar compreender essa comunicação, introduza outras.

Estimular a imitação

Muitos pais relatam que nos momentos de trocar os filhos conseguem muita interação. Nesse momento, a criança está esperando, sem fazer nada, sem conseguir se distrair com estímulos ambientais, pois precisa ficar ali esperando ser trocada. O posicionamento também facilita o contato visual. Você pode passar a pomada e pedir para a criança fazer o mesmo – nela e em você!

Os pais costumam fazer brincadeiras muito legais de beijar ou fazer "brrrr" na barriga ou no pescoço. As crianças adoram! Faça isso, mas, de vez em quando, faça pausas e espere a criança olhar para os seus olhos para continuar. Ou espere que ela emita um som! Se você continuar, assim que ela manifestar um desses comportamentos, ela vai associá-lo como algo bom e tenderá a repeti-lo para ganhar mais.

Estimular comportamento verbal ou atos comunicativos

Você pode aproveitar as refeições para fazer sons relacionados ao prazer de comer, tais como "huuuummmm", "que delícia". Geralmente, os pais fazem isso no início, mas com a falta de retorno da criança, ao longo dos meses, podem parar essas tentativas.

A dica aqui é tentar introduzir expressões bem animadas e onomatopeias em diversos acontecimentos do dia. Faça expressões fortes com o rosto, até exageradas mesmo.

Associe gestos, verbalizações e expressões às rotinas do dia, por exemplo, uma música para todas as vezes que os brinquedos forem ser guardados, expressão facial e colocar a mão no rosto sempre que algo cair no chão, entre outros. Sempre que a criança estiver participando com você, incentive que ela imite sua ação. Você pode dar ajuda física, pegando na mão dela e mostrando como faz o movimento, modelando o comportamento dela de imitação.

Não esquecer de elogiar pequenos comportamentos e ações

Esperamos que as crianças falem e brinquem e nos esquecemos de que esses repertórios são construídos a partir de pequenos outros reunidos. No início, comportamentos muito simples vão sendo emitidos. Precisamos estar atentos a eles e nos entusiasmar com pequenos passos em direção ao comportamento final.

Elogie sempre que a criança imitar ou fizer contato visual, mesmo que de forma rudimentar, uma simples ação. Mostre que viu, que gostou. Imite-a novamente.

Preocupação com bagunça e sujeira

Massinha, tintas, brinquedos com areia, pular no sofá... Todas essas brincadeiras envolvem sujeira e desgaste dos móveis. Como os pais precisam zelar também pelos seus bens, é comum punir ou não deixar a criança fazer determinadas brincadeiras. Mas restringir as brincadeiras a somente alguns materiais pode nos fazer perder oportunidades de ensino.

Imagine a cena: a criança acorda feliz, com vontade de pintar. Emite gestos, mostra que quer a tinta. Já temos aqui muitas oportunidades de incentivá-la a apontar, emitir sons, olhar nos nossos olhos. Se permitirmos a brincadeira, podemos extrair muitos sorrisos, incentivar imitação e atividade conjunta ao olhar o que você está fazendo, ensinando coisas novas para ela. A criança fica feliz e nós ganhamos 40 minutos de estimulação cognitiva e comportamental. Mas se dissermos "não", pois ontem foi dia de faxina e a casa está limpinha, a criança se isola em seus rituais repetitivos.

O que é mais importante: um sofá inteiro ou criar oportunidades de interação social? A casa limpa ou o filho feliz, brincando de tinta com você?

Irmão sem autismo

Precisamos explicar ao irmão que o outro tem autismo. Dizer a verdade. Sempre! Contar à família o mais cedo e o mais naturalmente possível. Tratar esse tema como um assunto normal. Fale com seus filhos sobre autismo durante o jantar, na roda de conversa com amigos, na escola. Se a criança crescer com esse tema visto naturalmente, vai compreender e aceitar melhor a ideia. Não adianta esconder, pois as crianças notam que tem algo diferente em casa.

Percebemos que, muitas vezes, as crianças típicas demonstram ciúmes. Podem sentir que os pais falam muito do irmão que tem autismo, que dão mais atenção, saem com ele para ir às terapias (que a criança sem autismo entende como diversão, um lugar legal que tem brinquedos).

É comum irmãos com desenvolvimento típico sentirem raiva e até vergonha de alguns comportamentos, em muitos momentos. É importante que tenham liberdade para conversar com os pais sobre esses sentimentos. Assim como saber explicar para os amigos quando estiverem em situações delicadas que podem ocorrer, como o irmão com autismo gritar, fazer birra ou ignorar os colegas.

Crianças sem autismo também sofrem. Temos que olhar para essa criança. Tendemos a nos preocupar muito com a criança que tem autismo e achar que com o outro, que tem desenvolvimento típico, tudo acontecerá sem intercorrências, que ele está bem. Mas pode não ser assim. Temos que ficar atentos a tristezas, medos, ansiedade, angústias e sentimentos que o filho sem autismo expressa. Ele também quer mostrar aos pais o que aprendeu, o que fez. O ideal é os pais conseguirem um tempinho para passar com cada um, individualmente. Ter momentos só com o outro irmão, olhar para ele, interagir.

Quando a família estiver junta, é importante valorizar a paciência e as tentativas de interação do seu filho com o irmão que tem autismo. Sabemos que pode ser difícil brincar, ele pode sentir que o irmão que tem autismo não gosta dele, por não responder. Explique e incentive-o a continuar. Ele pode ser uma excelente fonte de estimulação e ajudar muito no aprendizado! Acaba estimulando repertórios que só crianças fazem. Nós, adultos, temos mais paciência, compreendemos melhor o que a criança quer. Entre eles, crianças, há disputa, e a criança com autismo precisa "se virar" mais sozinha. Irmãos costumam ajudar muito no desenvolvimento um do outro. A troca é rica para ambos.

Tenha um tempo para vocês

Com o diagnóstico de autismo, é comum os pais se esquecerem de si e do casamento para se dedicar somente aos filhos. O nível de estresse é maior em famílias com filhos com autismo. O número de divórcios também.

É importante que os pais tenham tempo para descansar e não só ficar pensando em como podem estimular os filhos o tempo todo. Vocês já trabalham muito e se dedicam intensamente a essa criança (se não, não estariam lendo esse livro). Certamente já fazem muito por ela. Permitam-se relaxar um pouco também.

AUTISMO NA ESCOLA

Professores e outros profissionais que cuidam de crianças de pouca idade precisam de informações para identificar sinais e sintomas precoces, pois quanto mais precoce a intervenção, mais efetiva.

É comum professores relatarem que percebiam sinais diferentes em determinados alunos, mas, como eles eram muito pequenos, preferiam esperar o desenvolvimento para justificar a abordagem aos pais, que normalmente negam e ficam chateados com a escola quando lhes falam algo de seus filhos que interpretam como ruim. Assim, a escola diz aos pais que está tudo bem com a criança lá dentro.

Alguns pais entendem que os professores estão estigmatizando seus filhos em vez de querer ajudar e, por isso, entendemos o receio deles em mencionar sua desconfiança sobre os sintomas.

Esperar somente cultiva o problema. Quando os prejuízos são nítidos para todos e já se espalham por várias áreas da vida da criança, é necessário buscar ajuda com urgência, pois cada mês que passa faz muita diferença.

A escola é o principal ambiente social da criança. Lá ela fica várias horas do dia e com uma quantidade de amigos que não conseguimos em outro lugar. É um ambiente rico em estímulos pedagógicos e sensoriais, importantes para a estimulação.

Muitas vezes, quando temos oportunidade de observar crianças com autismo na escola, percebemos que elas participam pouco das brincadeiras com os coleguinhas, das atividades que a professora ensina e dos comandos coletivos dados ao longo do dia. Muitas vezes vemos nossos pequenos isolados em um canto da sala, usando objetos de forma disfuncional ou fora das rodas de atividades. Os professores mostram muito interesse em como fazer para ensinar as crianças com autismo, mas sabemos que, muitas vezes, isso não é simples.

A criança com autismo tem capacidade de aprender, porém o faz de maneira diferente. Entender as dificuldades que cada criança traz consigo e ensiná-la a partir disso é o maior desafio de um educador, que pode fazer uma diferença incrível na vida de uma criança com autismo.

As escolas são importantíssimas para a estimulação das crianças e adolescentes com autismo. Não só pela oportunidade de aprendizado que o ambiente escolar proporciona, mas também pela interação social de uma forma ampla, que pode variar desde um cumprimento inicial ao chegar na escola, a brincadeiras ao longo do dia, até momentos mais refinados de atividades em grupos. Não conseguimos reunir tantas crianças da mesma faixa etária em outro local diariamente como ocorre na escola, portanto a melhor oportunidade para se trabalhar habilidades sociais é lá.

Se você tem um aluno com TEA, o autismo é só uma das características que ele tem. Ele também possui várias habilidades, algumas vezes até mais desenvolvidas do que dos coleguinhas. O educador precisa buscar o que aquela criança tem de ponto forte e usar isso a seu favor, para potencializar a aprendizagem e a socialização.

Escola regular ou especial?

Geralmente a indicação da equipe multidisciplinar é para que as crianças com autismo estudem em escolas normais, regulares. Isso depende do nível de gravidade dentro do espectro. Em casos graves, com deficiência intelectual severa associada, a escolha de uma escola especial pode ser uma indicação positiva.

Os alunos têm direito aos recursos de que eles precisam dentro de qualquer escola, não somente em escolas especiais.

O ideal é tentar realizar as mesmas atividades que os outros colegas fazem, mas quando não for possível, podemos executar algumas adaptações simples, sempre buscando os pontos fortes que aquele aluno tem – e todos têm! Com base nesse princípio, seguem algumas dicas do que pode ser feito pelo professor para ajudar seu aluno:

Usar os interesses da criança

Use materiais do interesse da criança para ensinar. Quando ensinar uma criança aficionada por automóveis, por exemplo, podemos utilizar esse interesse. Isso ajudará a manter sua atenção, torna a atividade mais divertida e podemos ter resultados positivos em sua aprendizagem.

Adaptação de materiais

Deixe claro qual é o objetivo central da atividade. Simplifique as folhas. Retire estímulos secundários e deixe só o item principal. Elimine os distratores!

Ajude a criança a realizar toda a tarefa. Se precisar, dê ajuda física, segurando na mão para garantir sucesso.

Sala de aula

Sente a criança perto de você. Assim será mais fácil perceber quando ela se perder ou estiver desatenta e chamá-la de volta com algo que seja interessante para ela.

Atividades

- Peça a ela para ser seu ajudante, entregar materiais, dizendo o nome dos colegas e olhando para eles.

- Reforce cada pequena produção. Elogie, dê materiais de que ela gosta, como massinha, por exemplo. Faça o máximo de atividades possível com esse material, não só a modelagem.

- Dê regras claras – se possível com imagens, pois o apoio visual ajuda muito a criança com autismo a entender o que é esperado dela.

- Use recursos visuais.

- Retome a tarefa algum tempo depois de ter sido dada, ainda no mesmo dia. Isso ajuda a criança a aprender memorizando.

- Use reforçadores dos quais a criança goste – carinhas felizes, carimbos, adesivos – para incentivar as atividades realizadas.

- Faça rotina da aula do dia com imagens. É importante para a criança com TEA ter antecipação do que vai acontecer: elas se organizam melhor quando sabem o que esperar.

PEI

PEI é o Programa de Educação Individualizado para todo aluno com autismo que precisa de adaptação curricular. É importante para direcionar o professor no ensino do conteúdo escolar. De nada adianta a criança conseguir fazer cálculos no papel e não conseguir transpor essa aprendizagem para a vida real, tendo noção do dinheiro para fazer uma compra simples, por exemplo.

Para o desenvolvimento do PEI, a escola precisará avaliar as habilidades já existentes da criança, definir metas e objetivos, elaborar como e quando serão realizadas as estratégias para garantir novo aprendizado

Acompanhante terapêutico

Sabemos que não é simples cuidar e ensinar uma sala cheia de alunos! Os professores precisam dar atenção a muitas crianças e têm muito trabalho para fazer. Dependendo do grau do autismo, a criança precisará de ajuda para realizar as atividades pedagógicas e sociais. Por isso, muitas vezes temos um Acompanhante Terapêutico (AT) na escola para garantir que seja possível à criança ter recursos para realizar todas as propostas. Geralmente, o AT é profissional ou estudante de Pedagogia ou Psicologia e recebe orientação e supervisão da equipe de especialistas para saber como proceder melhor. É excelente quando a escola aceita nossa parceria e possibilita o trabalho em conjunto, em prol da criança. É sempre um grupo de fatores que determina o sucesso de um trabalho, e esse é um deles, que faz uma enorme diferença.

O AT tem como função auxiliar a criança nas dificuldades que ela apresenta. Pode, por exemplo, ajudá-la a organizar seu material quando chega à escola: pegar a lancheira; entregar a agenda para a professora; guardar sua mochila. O apoio que o AT vai proporcionar à criança será de acordo com o que ela necessita diante do ambiente. Se a criança tem um bom entendimento para seguir comandos, porém, se perca com instruções muito amplas, é o momento em que o AT irá auxiliá-la, redirecionando sua atenção. O papel do AT é ser a "sombra" da criança. Deve ficar afastado e entrar em ação quando ela perder a atenção à professora na sala. A professora titular deve sempre ser a referência da criança. O AT não pode se tornar professor particular.

Se a criança apresenta uma dificuldade mais intensa, o AT poderá oferecer maior nível de suporte para que ela realize as atividades ou siga a rotina da sala. A intenção é dar apoio para a independência dessa criança. O auxílio deve ser retirado aos poucos, à medida que a criança aumenta sua autonomia.

O Acompanhante Terapêutico não substitui o professor no contexto educacional. Ele propicia esse apoio quando necessário, trabalhando em conjunto com o professor, garantindo e potencializando a aprendizagem.

Os pais e cuidadores podem ajudar passando à escola informações importantes, como as atividades que deixam a criança mais tranquila (como brincar na areia) e as que desencadeiam crises de ansiedade ou de agressividade (como ficar em lugares com muitas pessoas ou barulhos).

Outro dado muito importante que o professor precisa conhecer é qual a maneira de interação que provoca a melhor resposta da criança ou do adolescente com autismo.

As escolas devem disponibilizar o acompanhante para todas as crianças com autismo. É importante e já é um direito previsto em lei.

Pontos fortes e fracos de aprendizagem das pessoas com autismo

Precisamos identificar individualmente as necessidades e habilidades de cada um. Existem, porém, algumas características comuns entre as pessoas com TEA que podem nos ajudar a entender e dar ideias de como usar os pontos fortes de cada um para melhor ensiná-las.

Geralmente, as pessoas com autismo têm facilidade em memorizar e lembrar de diferentes fatos e informações. Com essa habilidade podemos criar estratégias de memorização de temas e pedir para as crianças com TEA apresentarem ao grupo como uma atividade.

Em Língua Portuguesa, por exemplo, poderão apresentar facilidade para aprender e memorizar letras, os sons relacionados a elas e leitura, pois é uma decodificação, e para isso usam a memória – com o que têm facilidade.

Possuem também facilidade de seguir regras concretas e claras e de usar informações visuais.

É comum crianças com alto funcionamento terem facilidade com números. Nesses casos, a professora pode chamá-la para apresentar uma conta na lousa. Isso ainda estimula linguagem habilidades sociais, pois os amigos verão que esse aluno é diferente, mas também tem qualidades importantes.

Muitas vezes as crianças com TEA apresentam dificuldade em flexibilizar, mudar a rotina, em trabalhar em grupo ou outras situações que exigem comunicação ou habilidades sociais; têm dificuldade em processar informações auditivas – por isso devemos trabalhar as questões que as envolvem com mais cuidado.

Elas podem ter dificuldade em generalizar habilidades aprendidas em um contexto ou situação e as transpor para outros. Por isso, podemos pensar em atividades que envolvam usar o que aprenderam em outros contextos. Em Matemática, por exemplo, terão mais facilidade em cálculos, memorização de dados, e mais dificuldade em entender conceitos e suas reais aplicações no mundo. Podem ter como lição de casa o desafio de contar o troco na banca de jornal no final de semana, por exemplo.

Em função das características do transtorno, poderão apresentar dificuldade em compreensão e interpretação de textos, síntese, assim como em selecionar qual é a principal informação do material apresentado, pois isso exige focar e manter atenção sustentada em algo em que talvez não tenham tanto interesse. Podemos, diante dessas dificuldades, dividir um texto em pequenas partes para facilitar o entendimento e garantir que estão interpretando o material lido.

As crianças com TEA podem também apresentar dificuldade em compartilhar/dividir atenção em atividades distintas. Essa questão possivelmente resulta das diferenças sensoriais que pessoas com autismo podem ter. Por exemplo, podem ter sensibilidade auditiva para algum som da sala, como o ventilador. Isso as distrai, ocupa sua atenção e desvia o foco atencional da capacidade de se concentrar na voz do professor. Podem ter problemas para resolver padrões misturados – soma e subtração juntas. A atenção dividida é algo difícil, mas que podemos ensinar, antecipando para eles que devem prestar atenção ao sinal da operação matemática, por exemplo.

Em trabalhos em grupo poderão apresentar inflexibilidade para a opinião dos demais e para entender que outras pessoas podem ter diferentes soluções para um problema ou desafio apresentado. A mediação do professor nesses momentos é muito importante.

Comportamentos disruptivos

Crianças com autismo podem apresentar comportamentos disruptivos, como auto ou heteroagressões e comportamentos estereotipados. Esses comportamentos são ainda mais problemáticos em contextos de grupo, na medida em que perturbam o programa de aprendizagem e colocam a criança em maior risco de exclusão social, tornando muito difíceis o seu progresso e acesso às configurações educacionais convencionais.

Os programas terapêuticos devem incluir a intervenção no contexto escolar, com visitas e observações do terapeuta especialista responsável pela criança, treinamento de professores e de acompanhante terapêutico com o objetivo de prevenir ou mediar comportamentos inadequados e promover o desenvolvimento infantil em todos os seus domínios.

Quadro de rotina

Ter o planejamento do que é esperado para o dia pode ajudar a organizar a criança e diminuir comportamentos disruptivos, tais como birra ou ansiedade.

O quadro pode ser confeccionado com fotos ou desenhos. Mostre para a criança o que terá no dia e apague ou retire a imagem conforme o item for cumprido.

Direcione a criança ao quadro todas as vezes que ela se desorganizar, mostrando-lhe o que ainda precisa fazer.

Exemplo de quadro de rotina para a escola:

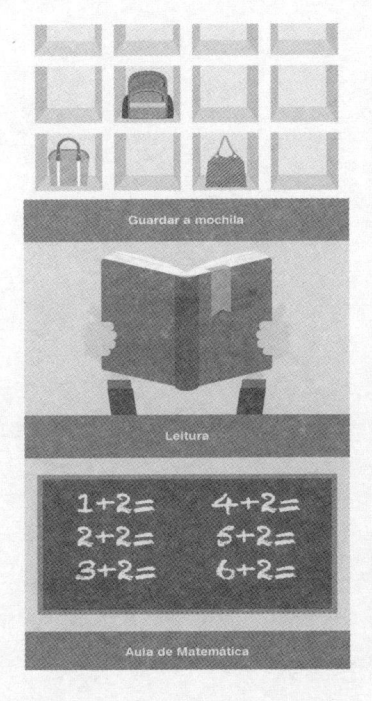

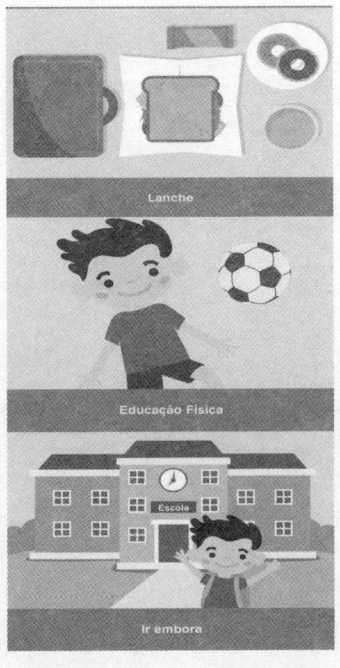

GANHAR ATENÇÃO E CONFIANÇA DA CRIANÇA

A base do diagnóstico de autismo é a Interação Social. Crianças com autismo apresentam uma forma diferente de interagir. Por todas as questões já discutidas anteriormente – necessidade de controlar o ambiente para que as coisas ocorram sempre dentro da sua previsibilidade, dificuldade de interpretar sentimentos e inferir o que os outros sentem, dificuldade de flexibilidade mental, dificuldade em se comunicar, entre outras –, a brincadeira e o *interesse* pelas outras pessoas ficam prejudicados.

Em um desenvolvimento típico, a criança é modelada pela reação social. Quando a professora faz um elogio ao desenho, por exemplo, elas tendem a fazer mais para "agradar" e receber o carinho e o sorriso dela novamente. Se pararmos para pensar, o dia todo agimos esperando a reação e o *feedback* de alguém, seja de amigos, familiares ou do chefe. Pensamos em qual comida fazer para nosso companheiro ficar feliz em um dia especial. Qual mimo levar para nossos filhos, que vão adorar.

As crianças com TEA não são tão sensíveis a isso. Muitas vezes, os pais relatam que chegam com presentes e a criança não liga. Fica mais entretida com o papel do embrulho do que com o conteúdo que foi carinhosamente escolhido. Viram-se de costas quando os adultos estão falando com elas. Não percebem que ficaram tristes. Precisamos, então, raciocinar a partir desse princípio.

Se a base do autismo é feita pela menor percepção e participação dessa criança no ambiente social, e se queremos minimizar esses prejuízos no futuro, precisamos agir *agora*, na infância, para ensiná-la que o ambiente social pode ser mais reforçador, mais interessante! Com isso, a criança tende a se expor a mais situações sociais e, consequentemente, a ampliar o repertório, aumentar as chances de aprendizagem e de relações.

COMO FAZER ISSO?

Ganhar a atenção da criança

Antes de começar a brincar, retire do ambiente todos os estímulos que podem distrair a criança ou chamar mais a sua atenção, como televisão e eletrônicos. As crianças com autismo comumente têm dificuldade em dividir a atenção entre estímulos diversos. Isso ajudará a manter a sua atenção nas atividades e nos brinquedos.

Depois de "limpar" o ambiente dos possíveis distratores, vamos observar o que está chamando a atenção da criança. Em que ela está interessada?

Tendemos a sempre levar nossas próprias ideias e a tentar apresentá-las às crianças. Mostramos um brinquedo: "Olha esse carro, vai subir no sofá!" para tentar chamar a atenção, em vez de entrar no que ela já está fazendo!

Mas, vejamos: quando entramos com nossa ideia, automaticamente interrompemos aquilo em que a criança estava engajada. Não valorizamos a ideia dela. Por que a nossa seria melhor? As crianças podem ter também ideias muito boas!

Vejamos um exemplo na figura a seguir: o pai se aproxima de Lourdes com um brinquedo que ELE acha que pode ser legal. Mas a criança não se interessa, porque está entretida com outra coisa. Ele para, observa a filha e tenta descobrir do que ELA quer brincar a partir das ações que faz com seus brinquedos.

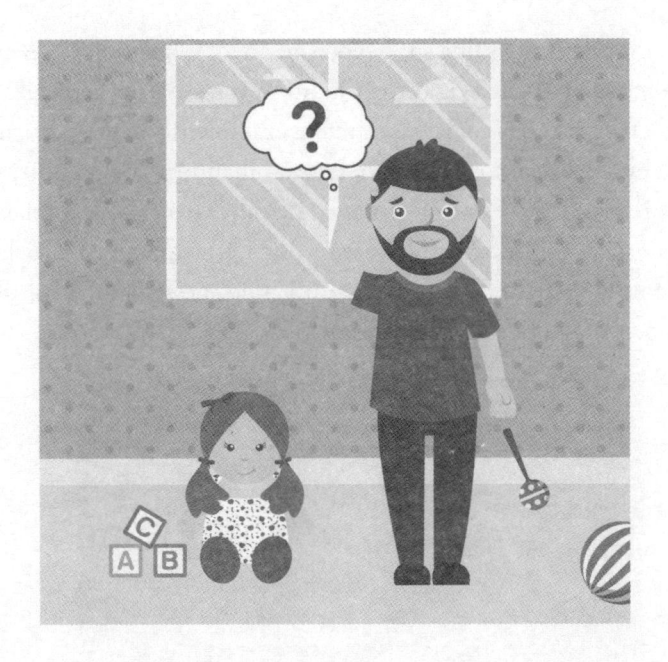

Como fazer?
Abandone a sua ideia e observe a criança. Tente se aproximar e participar do que ela está fazendo.

A partir do momento que entendemos qual é a intenção da criança naquela brincadeira na qual está envolvida, podemos nos aproximar e fazer pequenos comentários sobre o que ela está fazendo.

Os comentários precisam ser com poucas palavras. Se possível, na interação com crianças que ainda não falam ou falam pouco, restringir os comentários a uma ou, no máximo, duas palavrinhas. Isso porque a criança com autismo ainda não está com a atenção auditiva bem processada. Se falamos uma enxurrada de coisas, uma frase inteira, mesmo que tenhamos boa vontade, ela terá dificuldade de acompanhar. Se ela está empilhando blocos coloridos, podemos falar somente a cor do bloco. Assim: "Amarelo! Amarelo..." com entonações diferentes.

Se falamos: "Olha só, o bloco amarelo! Que legal! Você vai colocá-lo em cima da torre. Quero só ver, vai cair, heinnn!!!", qual dessas várias palavras se refere exatamente ao que a criança estava olhando? (No caso, estava olhando a cor do objeto, pois você fez o exercício anterior de olhar para o que a criança estava interessada e observou onde estava a atenção dela. Sempre verbalize o que ela está olhando, nesse caso, a cor do bloco.) Significa somente amarelo!

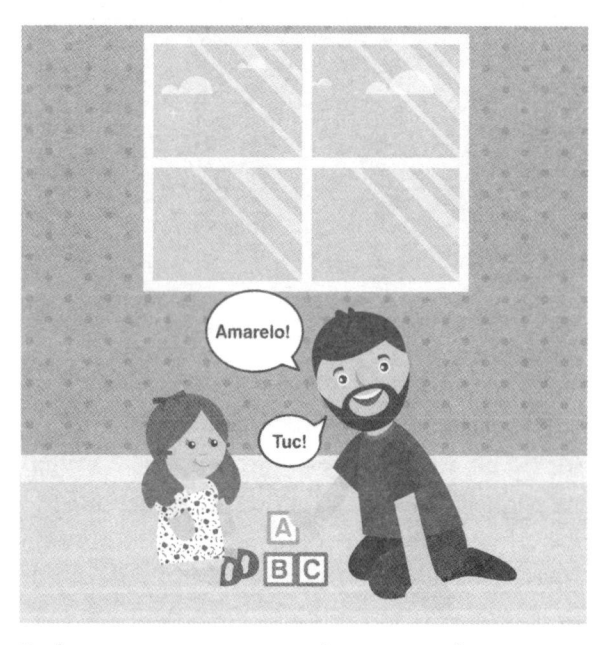

Podemos seguir a atenção da criança e fazer outros comentários. Por exemplo, quando ela coloca o bloco em cima, podemos dizer: "Colocou!" Quando a torre cai, podemos dizer: "Caiu!"

Uma estratégia muito útil nesses momentos de brincadeira é substituir a quantidade de palavras por onomatopeias. Sons engraçados que se relacionam à brincadeira. Nesse caso da torre, por exemplo, podemos fazer som de "tuc", cada vez que a criança coloca a peça na torre, fazer som de "oooohhhhh" quando cai tudo. E assim por diante.

Posicionamento e distância

Já parou para observar o que fazemos quando queremos a atenção da criança, mas ela não nos dá? Quando falamos e ela ignora, tendemos a falar mais alto!

Quando queremos contato visual e ela não faz, tendemos a nos aproximar da criança, colocar o nosso rosto perto do dela para que ela não tenha outra opção sem ser dirigir-nos o olhar. Isso quando não viramos o rosto da criança para nós e a obrigamos a olhar.

O que acontece nessas situações? O que a criança faz? Ela se afasta mais ainda. Reage colocando a cabeça para trás ou se retira e vai para outro canto com seus brinquedos.

Imagine você se, no seu trabalho, as pessoas fizessem isso toda vez que quisessem a sua atenção e você não pudesse dar... Seria um ambiente prazeroso para ficar? Você gostaria de ir para lá e ficar com essas pessoas?

O mesmo vale para as crianças. Precisamos pensar nos detalhes, para que ela queira permanecer conosco, para que olhe com interesse, com prazer, e não por ser obrigada a isso.

Sentar-se sempre de frente para a criança facilita o contato visual. Mesmo quando ela muda constantemente de lugar, devemos buscar o posicionamento frontal.

Observe se não está perto ou invasivo demais da área dela. Sinta o quanto ela fica confortável e permaneça ali.

Imitação

Uma das habilidades que queremos ensinar para as crianças é imitar o que outros colegas e o que nós mesmos mostramos para elas. É uma via importantíssima de aprendizagem. Em qualquer coisa que queiramos ensinar para as crianças, é preciso, primeiro, dar o modelo de como fazer. *Imite* as crianças na brincadeira. Se ela está montando blocos, monte alguns também. Se ela tem dificuldade em deixar você participar da torre dela, monte a sua, mas de forma semelhante ao que ela está fazendo. Isso com todos os brinquedos. Se ela está brincando de bater os bonequinhos uns nos outros, imite com outros bonecos. Se você não tiver o mesmo material, pode pegar qualquer outro. O importante é *valorizar* a ideia da criança. Mostrar que achou interessante o que ela está fazendo e que gosta de fazer igual. Essas atitudes aumentam as chances de ela imitar você, olhar para você e gostar de que fique com ela.

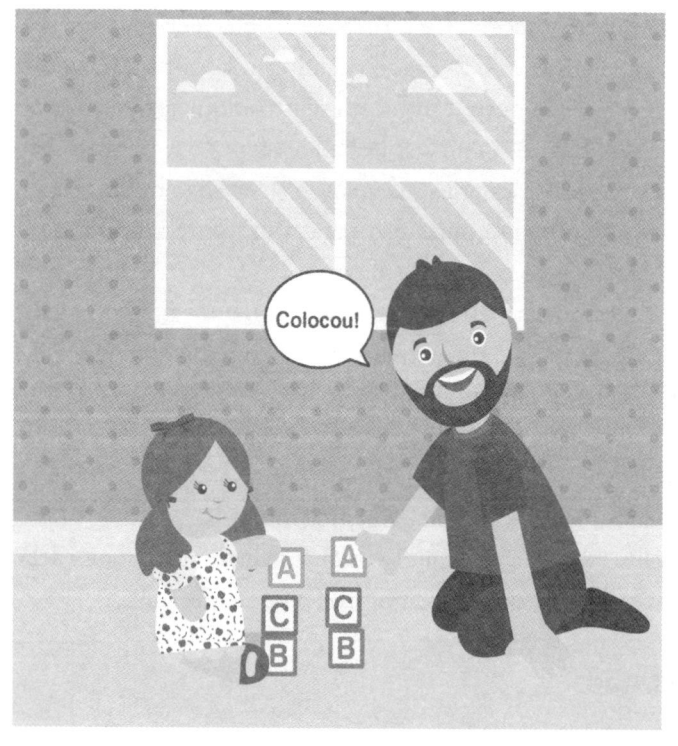

Enquanto imita, não esqueça de falar ou emitir sons engraçados, narrar e deixar a brincadeira divertida. Você perceberá que o contato visual da criança acontecerá, nesses momentos, de forma natural e espontânea.

Sempre que a criança tentar pegar algo, abrir ou encaixar, antecipe-se e ajude para que ela conclua a ação. Isso também é uma forma de demonstrar interesse no que ela está fazendo e de tornar bom o fato de você estar perto dela.

Atividades sensório-sociais

As atividades de que as crianças mais gostam são, geralmente, as de jogar para cima, fazer cócegas, pular e balançar. Geralmente são atividades motoras e sensoriais.

Para a maioria dessas atividades, a criança vai precisar de outra pessoa. Não conseguem fazer cócegas, jogarem-se para cima sozinhas ou correr atrás de si mesmas. Precisam da outra pessoa e ficam felizes com a interação. Por ser uma brincadeira que precisa do outro, podemos usá-la para estimular a comunicação.

Ensinar a associar troca com o outro, perceber, olhar, observar é o que queremos estimular nas crianças com autismo.

Pense em uma lista dessas atividades de que seu filho mais gosta. A intenção para crianças com autismo é que elas entendam a relação com as pessoas de um jeito muito prazeroso.

Importe-se com o quanto ela vai ficar feliz com essas brincadeiras.

Perceba, com essas ações, como a criança vai olhar mais para você, imitar mais e se sentir mais feliz.

Fazemos essas brincadeiras com as crianças não esperando nenhuma resposta em troca. Apenas por diversão. Podemos começar a introduzir nesses momentos uma pausa e esperar por um ato de comunicação da criança, que pode ser uma resposta verbal, um contato visual, uma verbalização ou um sinal com a mão. Qualquer coisa que indique um "pedido". Assim, estimulamos a criança a entender que fazer pedidos passa pelo outro, pois ela não conseguiria fazer isso sozinha.

Exemplo prático: estamos cantando e fazendo cócegas na criança. No meio da música, podemos pausar, posicionar as mãos em direção à criança, indicando que vamos fazer as cócegas. Esperamos um ato comunicativo. Assim que ela o fizer, imediatamente fazemos as cócegas.

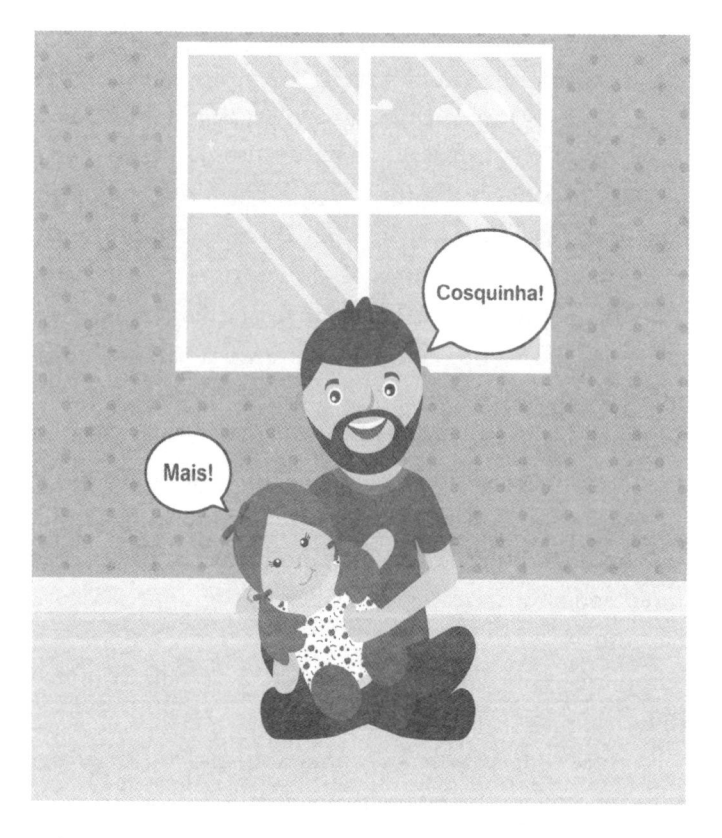

É importante encontrar o sorriso da criança, para que ela experimente essas recompensas naturais nas trocas conosco.

Depois de descobrir quais as brincadeiras sensório-sociais de que a criança mais gosta, lembre-se de variá-las para que a criança não perca o interesse e aproveite esse momento se divertindo muito.

Sugestões:

- **Bola de sabão.** Dica: sempre face a face com a criança, e faça barulhos divertidos.

- **Cócegas.** Dica: espere um ato comunicativo, mesmo que não verbal, para continuar. Pode ser um olhar, a mão estendida.

- **Dança, música.** Dica: utilize objeto estimulante, como um pandeiro ou um violão, mas que a criança necessite da ajuda do adulto para obtê-lo.

Agora que já sabemos como nos colocar diante da criança sendo um parceiro de jogo, que sabemos quais as brincadeiras preferidas e onde encontramos o sorriso, é hora de potencializar habilidades e ensinar repertório novo.

Entre com "minha vez – sua vez"

Até aqui, faremos tudo que as crianças querem. Porém, precisamos também brincar de forma parecida com o que ela vai encontrar na vida real, na escola com os coleguinhas.

Os amigos não farão somente o que a criança quer. Em alguns momentos, também tentarão introduzir ideias próprias. Podem brincar um pouco como a criança quer, mas depois de um tempo vão propor uma variação da brincadeira. Se acostumarmos a criança a permitir mudanças e a ensinarmos a fazer também o que a outra pessoa quer, as chances dela ficar mais um tempo interagindo com os amigos aumentarão, expondo-se assim mais ao contato social e tendo oportunidades de aprendizagem.

Siga todos os passos aprendidos até aqui. Depois de fazer, algumas vezes, o que a criança quer, entre com uma ideia sua na brincadeira. Vamos voltar aos blocos de empilhar. A criança está desenvolvendo a ideia de colocar um em cima do outro. Depois de fazer algumas vezes como ela quer, tente brincar de girar o bloco, mostrando para ela uma outra forma de utilizar o brinquedo.

Se ela gostar e brincar com você, imitando e se divertindo, excelente!

E se não acontecer isso?

Aí, precisamos dar uma ajudinha. Deixe claro o que você teve de ideia, neste caso: "Gira! Gira!".

Primeiro imitar a criança algumas vezes e depois propor algo para ela fazer igual a você. Se a criança não der atenção, tente de novo, falando e apontando para o objeto.

Se ainda assim ela não fizer igual, pegue rapidamente a mãozinha dela e mostre como fazer para conseguir girar o brinquedo. Depois volte a acompanhar o que ela estava fazendo anteriormente – empilhar os blocos. Faça mais duas ou três vezes como a criança quer e peça a ela novamente para girar.

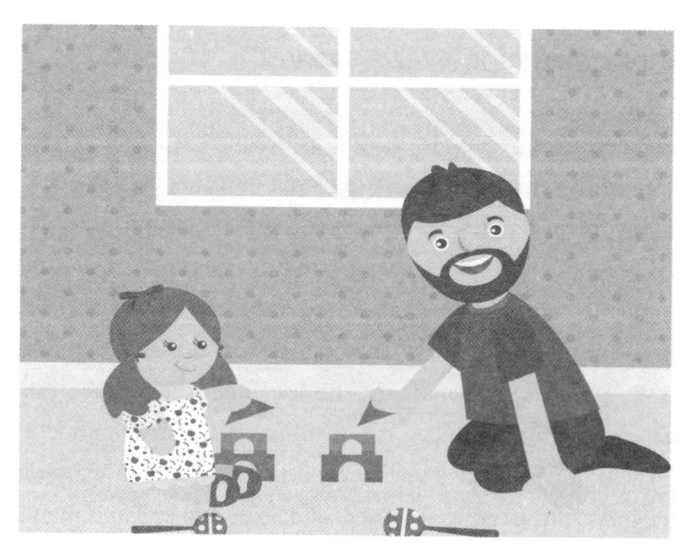

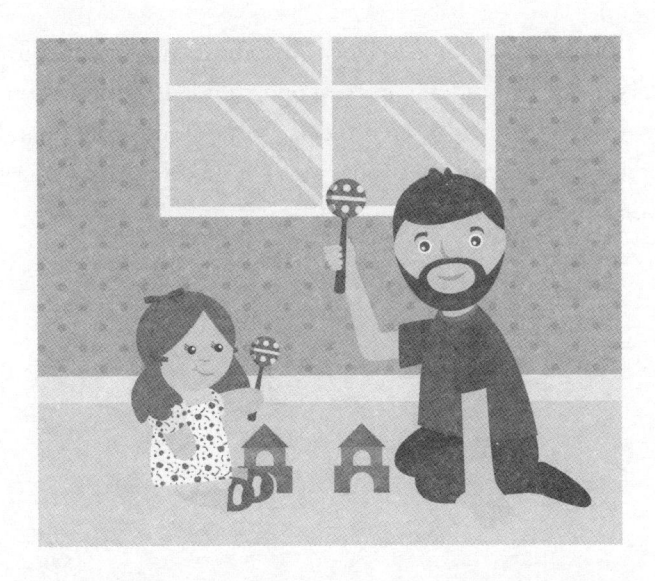

Agora vocês são parceiros de jogo, e é importante que você também imite as variações da sua criança algumas vezes. Pegue objetos iguais ou parecidos com os quais ela pega e siga a liderança dela.

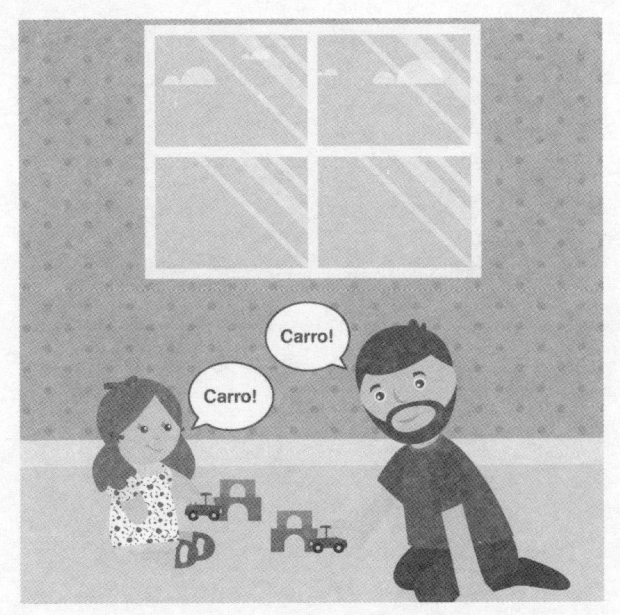

Depois de seguir a criança introduza, novamente, uma ideia sua de brincadeira. Essa é a oportunidade de ensinar coisas novas e turbinar o cérebro dela. Fique atento para quando ela não estiver mais motivada, pois é hora de encerrar a atividade e passar para outra.

COMO BRINCAR E NÃO BRINCAR COM A CRIANÇA

Giovana tem dois anos e espalha os brinquedos pela sala, mexe em todos, mas não brinca com nada. Sua mãe a chama pelo nome várias vezes e Giovana continua a derrubar os brinquedos no chão como se não a tivesse ouvido chamar. A mãe tenta brincar próximo à filha na tentativa de chamar sua atenção. Quando a criança começa a virar um trem de madeira e girar suas rodinhas de maneira repetitiva, a mãe tenta mostrar como se brinca da forma correta (tirando o trem da mão da criança e dizendo: "É assim que brinca, filha, olha só": movendo o trem para a frente e para trás, fazendo-o andar pelo chão da sala). Giovana se irrita diante da tentativa da mãe e começa a gritar, querendo apenas brincar do seu jeito.

A mãe de Giovana acredita que a filha tem problemas de audição, pois não olha quando chamada pelo nome, não segue comandos mesmo que sejam simples e não entende quando a mãe tenta explicar as brincadeiras.

PARA QUE UMA CRIANÇA BRINCA?

Entende-se, na Psicologia, que uma criança brinca para repetir situações que foram muito legais para ela, mas também para elaborar situações que foram traumáticas ou dolorosas.

Ela expressa seus conflitos pelas brincadeiras, e, assim, o terapeuta tem a oportunidade de remodelar a ideia da criança e fazer com que reviva os fatos e os internalize de outra maneira.

Brincar é uma forma direta da criança representar seu mundo interno. Quando a criança com autismo usa os brinquedos para fazer movimentos repetitivos, olhar brilhos e formas, sabemos que ela está apenas "alimentando" a necessidade de estereotipias ou interesses restritos e não adquirindo novos repertórios. Se conseguirmos "entrar" na brincadeira delas, teremos chance de ampliar esse repertório aos poucos.

Gui não tem interesse por muitos brinquedos, mas adora carros. Pode ficar por horas ali quietinho com seus carrinhos. A brincadeira do Gui é virar o carro ao contrário e rodar rapidamente as rodas para observar o movimento repetitivo que elas fazem. A mãe do Gui já está bem orientada e tenta se aproximar para brincar com o filho. Ela começa sentando próximo a ele com outro carrinho, e toda vez que o menino gira a roda do carro ela o imita, mas dando função à ação da criança, introduzindo som de "Brumm" e acelerando o carro no ar para dar contexto ao que está fazendo. Isso chamou a atenção do filho! Novamente ela o imita, mas agora ela canta enquanto a roda do carro continua. Isso faz com que Gui olhe para ela interessado na música. Quando a roda do carro para, então ela diz: "Ixi!!! Acabou!!!". Gui solta a roda do carro e sua mãe inicia a música de maneira animada, fazendo coreografias, cosquinhas, tirando muitos sorrisos do filho. Isso desperta ainda mais o interesse da criança na mãe e no que ela está fazendo.

O que podemos entender nessa situação?

A mãe do Gui sabe perfeitamente que apenas manipular as rodas do carro é um movimento repetitivo e estereotipado do filho. Todas as vezes que ela tentava mostrar como "brincar" com o carro, ele se isolava ainda mais para manipular o brinquedo apenas do seu jeito. A mãe passou a demonstrar interesse na brincadeira dele. Aproximar-se aos poucos, pegar outro carrinho, imitá-lo e cantar foram ótimas tentativas para uma brincadeira cheia de aprendizagem e divertimento!

Quando ganhamos a atenção da criança, ela sai da estereotipia. Após conseguirmos isso, dando função ao movimento que a criança estava fazendo e direcionando a atenção dela para a música, podemos começar a brincar seguindo suas ideias e propondo novas.

Brincar com a criança com autismo pode ser diferente. Elas apresentam déficit na comunicação social – então é isso que precisamos ESTIMULAR!

VAMOS BRINCAR?

Quando uma criança com desenvolvimento típico ganha um presente, ela o explora (descobre como liga, como abrir ou onde as peças precisam ser encaixadas, e logo começa a brincar de maneira funcional, ou seja, com a função que o brinquedo tem (um carro anda pelo chão da sala, a boneca recebe a mamadeira).

E com crianças com autismo, o que acontece?

Você provavelmente já deve ter visto que as crianças dentro do espectro podem ter pouco interesse na função exata do brinquedo e exploram o brinquedo, muitas vezes, de maneira repetitiva até achar algo que chame sua atenção.

Luisa completou três anos na semana passada e seu pai comprou de presente uma linda boneca que tem várias roupas, uma fralda e vem com uma mamadeira. Porém, quando Luisa a recebe, mantém o interesse na etiqueta de um dos vestidos da boneca, virando-a com o dedinho de um lado para o outro. O pai de Luisa tenta mostrar que a boneca troca de roupa e que a mamadeira da boneca é da mesma cor da sua. O interesse porém se mantém fixo apenas na etiqueta.

Esse é um dos trabalhos desenvolvidos nas terapias para autismo. Os pais devem ser orientados sobre como fazer o mesmo em casa, mas não necessariamente precisam brincar dessa forma. Um hábito recorrente dos pais é sempre ensinar algo para o filho com autismo. Muitas vezes, esquecem de brincar por prazer, por pura diversão. E em momentos de diversão também se pode aprender muito! Existem muitas oportunidades de aprendizagem, também, em brincadeiras simples não somente nos programas terapêuticos.

COMO BRINCAR?

É comum ver a família da criança com autismo comprar cada vez mais brinquedos para ver se algo atrai e chama a atenção dela, ver se algo a faz usar o brinquedo da maneira que é indicada.

Em vez disso, use os brinquedos que já têm em casa. Comece brincando do que a criança gosta. Siga a liderança e a iniciativa dela nas brincadeiras. Mostre que você entende o que ela quer e que gosta da ideia que ela teve, mesmo que de início pareça uma brincadeira diferente da convencional.

Dica: As atividades sensório-sociais são as preferidas – correr, esconder, jogar para cima, serra-serra etc.

Depois que a relação de confiança se estabelecer e a criança entender que é muito divertido brincar com você, comece a colocar ideias suas, jogos mais estruturados, alternando, ou seja, a criança propõe um jogo, mostramos interesse e colocamos nossas sugestões, mas depois voltamos para o que a criança quer brincar. Lembre-se, vocês estão brincando JUNTOS! Não deixe que sua ansiedade o faça esquecer que sua criança também tem brincadeiras legais!

Atenção aos seguintes pontos:

Do que a criança gosta de brincar? Qual é o interesse dela? Quais são os brinquedos preferidos? Como ela usa esses brinquedos?

Para responder, precisamos observar, entender qual é a IDEIA da criança.

Seguir, imitar e fazer sons engraçados para aumentar o interesse da criança em olhar e prestar atenção na outra pessoa, até conseguir um contato, uma conexão. Analise as reações e, se ela esboçar leves sorrisos, faça mais disso!

Crianças também têm ideias boas e, quando entendemos quais são, as crianças ficam felizes e tendem a olhar para a gente.

Brincar é essencial! As crianças com autismo precisam aprender a brincar e não usar os brinquedos somente como forma de autoestimulação, só para alinhar, desmontar ou explorar. Muitas vezes, a criança com autismo espalha os brinquedos e não os usa com a função para a qual eles foram feitos, como jogar os blocos em vez de brincar de construir. Ela pode aprender isso, mas será aos poucos. Vamos primeiro entrar nesse jogo dela para, então, mostrar formas diferentes e funcionais de brincar!

O segredo é brincar sem esquecer dos princípios que estão sendo trabalhados na terapia. Busque contato visual, reciprocidade, tenha como objetivo pôr um sorriso no rosto da criança o tempo todo!

COMO NÃO BRINCAR COM A CRIANÇA COM AUTISMO

O que percebemos é que mesmo crianças com autismo são capazes SIM de realizar muitos feitos que temos discutido. Porém, fazem-no em uma *frequência menor do que deveriam*. Autismo não é incapacidade ou impossibilidade de fazer essas coisas. No entanto, quando comparadas a outras crianças da mesma idade, percebemos que as crianças com TEA têm um repertório menor e consequentemente se expõem e recebem menos estímulos do ambiente – o que pode acarretar defasagem no desenvolvimento. Queremos ampliar o repertório social e de brincar da criança, mas algumas coisas podem desestimulá-las, tais como:

Falar muito enquanto brinca

Pode ser difícil, para crianças pouco verbais, prestar atenção em todas as palavras que falamos. As crianças com autismo têm, geralmente, dificuldade em *atenção dividida*. É complicado para elas prestar atenção em tudo: os brinquedos, a ideia que a criança teve de fazer com aquele objeto, o que o parceiro está fazendo e ainda falando! São muitas coisas ao mesmo tempo! Fale uma ou duas palavras apenas, em cada ação com o brinquedo.

Vocês devem estar pensando: como falar em poucas palavras? Geralmente quando brincamos com a criança dentro do espectro tendemos a falar com elas o tempo todo durante a brincadeira, pois achamos que estamos estimulando dessa maneira. Porém, quando usamos muitas palavras com uma criança que não é verbal, podemos confundi-la mais do que estimulá-la. Mas, se reduzirmos a simples ações, ficará mais simples para que ela compreenda que aquela ação tem um nome específico (caiu, pulou, girou, subiu, desceu, dentro), ou o nome dos próprios objetos e brinquedos (carro, boneca, mesa, bola, cama, tambor) ou as cores deles (azul, amarelo, verde, roxo). Então, se a criança está brincando com um carrinho em cima do sofá e o joga, podemos relatar os principais eventos da brincadeira: "o carro", "azul", "caiu".

Tirar as peças da mão da criança por usar "errado"

Você já imaginou estar no seu trabalho e alguém pegando as coisas das suas mãos quando *essa pessoa* acha que você não está fazendo sua parte direito? Sentiu? É o mesmo com a criança. Ela precisa ter prazer em estar com as outras pessoas, é preciso que seja legal para as duas partes. Observe a ideia da criança e siga a liderança dela. Ela pode surpreender você!

Brincar em ambiente cheio de estímulos distratores

Um ambiente limpo de estímulos é fundamental para aumentar a atenção das crianças naquilo que estão fazendo. Quando muitos brinquedos ficam espalhados, com peças misturadas, a criança pode se perder e ter dificuldade de brincar de maneira adequada.

Organize os materiais em caixas e na frente delas coloque fotos do seu conteúdo. Assim, os adultos e as crianças saberão o que tem dentro e podem pegar somente o que precisam. É importante ensinar a guardar depois de usar. Retire um pouco dos brinquedos, se tem muitos. Guarde e faça um "rodízio" deles no espaço de brincar. Deixe poucos estímulos de cada vez.

Brincar SEM motivação

Quando estamos motivados aprendemos mais! Temos um tempo maior de atenção e aproveitamos melhor o estímulo recebido. Quando estimulamos a criança pequena a mesma coisa acontece. Ela precisa estar motivada a brincar para que, além de aprender coisas novas essa experiência seja reforçadora, aumentando, assim, as chances do comportamento de brincar conosco continue a acontecer. A criança precisa *querer* brincar. Mas como gerar motivação na criança com autismo?

Helena tem pouco interesse em brinquedos e se mantém restrita em pelúcias, abraçando-as e acariciando-as. Ela adora a textura macia delas. Seu pai vê a menina sentada no sofá acariciando um ursinho de pelúcia e decide se aproximar com o intuído de começar uma brincadeira.

O pai de Helena já foi orientado em como brincar com a filha e agora será o "grande desafio". Será que vai conseguir?

Ele se aproxima da filha com outras pelúcias e começa imitando a menina e fazendo pequenos comentários "que fofinho" "elefante" e faz barulhos ao beijar a pelúcia, isso desperta o interesse de Helena que começa a manter mais contato visual com o pai. Passa a fazer o ursinho "dar beijos nele" fazendo sons engraçados ou fingindo que o bichinho está lhe fazendo cócegas, a menina começa a sorrir e o pai repete a ação mais algumas vezes, Helena desce do sofá e caminha em direção ao pai mostrando interesse na brincadeira, o pai repete a brincadeira dos beijos na menina e faz cócegas usando o bichinho para isso, a menina gargalha e imita as ações do pai com as outras pelúcias que estão perto.

Vocês acham que o pai da Helena conseguiu motivar a criança? Sim! Ele usou de estratégias importantes, que já vimos nos capítulos anteriores, para mostrar à filha que poderiam brincar juntos e aprender, ao mesmo tempo.

Por que será que ele conseguiu fazer a criança ter interesse na brincadeira? Ele a motivou para querer brincar, usou do interesse que sabia que a filha tinha para proporcionar um momento de brincadeira, interação e aprendizado (conseguiu contato visual, imitação, sorrisos, iniciativa e muito mais).

Estar motivado a querer brincar será um fator de extrema importância principalmente nos momento de terapia. Se a criança não tem interesse ou não quer brincar pouco conseguiremos ensiná-las.

Só a criança precisa estar motivada a brincar?

Imagine você se o pai da Helena estive em um mau dia. Acordou atrasado, pegou trânsito e ao chegar no trabalho recebeu uma bronca do seu chefe e depois desse dia difícil vai tentar brincar com a filha. Na brincadeira, ele não percebe que a criança já está com o ursinho de pelúcia e, em razão ao cansaço e da preocupação do dia, pega o celular para resolver o restante dos problemas. Mas tenta ficar perto da filha e a chama em alguns momentos para que ela o veja ali. A menina se mantém sentada e ele a chama pelo nome repetidas vezes sem sucesso. Começa a ficar triste por ser ignorado, e tenta pegar um bichinho de pelúcias também e pedir para a filha brincar com ele. Porém, com um tom de voz baixo e sem nenhuma motivação. Será que essa experiência terá o mesmo final do exemplo anterior?

As chances são mínimas de essa brincadeira ser agradável e gerar aprendizagem, divertimento e mais motivação!

Sabemos que "dias difíceis" fazem parte da vida de *todos* nós, porém devemos respirar fundo e tentar ser realmente motivadores aos pequenos, pois isso fará toda a diferença (para ambos!). Entenda esse momento como *único* entre você e seu filho. Não permitam que as dificuldades do dia tirem esse momento de vocês dois. O resultado pode te surpreender.

Algumas dicas para motivar

- Mostre-se interessado no que seu filho está fazendo.

- Faça pequenos comentários, como "que legal!", "adoro carros!", "oba, comidinhas!", "que lindo!", "também quero!".

- Use um tom de voz empolgado ao narrar as brincadeiras da criança ou quando estiver participando.

- As onomatopeias são ótimas escolhas para chamar a atenção dos pequenos, como, por exemplo, "tibuuummm", "tictic", "tum, tum, tum", "Iupi" e "toim, toim".

- Teatralidade nas expressões. Fazer expressões marcantes com os olhos e a boca chamam muito a atenção.

Cuidados importantes

Algumas crianças que estão no espectro podem ser mais sensíveis a sons muito altos, e usar muita teatralidade pode afastá-las ao invés de aproximá-las de nós. Se for o caso do seu filho, observe o comportamento dele e diminua a intensidade.

ATIVIDADES E BRINCADEIRAS QUE ESTIMULAM E DIVERTEM AO MESMO TEMPO!

As brincadeiras são as vias que temos para acessar e estimular as crianças. É assim que elas interagem com os colegas na escola, com os irmãos e com o ambiente ao redor. Quando as crianças brincam, têm diversas oportunidades de aprendizagem e de estimulação das áreas relacionadas a socialização, comportamento verbal, estimulação sensorial, cognição, motricidade, entre outras.

A dificuldade de interação das crianças com autismo é a base do diagnóstico. Sem estimulação não existe uma criança com autismo que tenha um desempenho social adequado.

Sabemos o quanto é difícil para as famílias. Alguns pais têm tanto medo de brincar e não "estarem fazendo certo" que acabam esquecendo o quão divertidos esses momentos podem ser.

Muitos pais relatam seus desejos de brincar com seus filhos e nos pedem orientação de brinquedos e brincadeiras que podem utilizar. Estabelecemos aqui uma pequena lista, explicamos quais áreas cognitivas e comportamentais eles estimulam e como aproveitar atividades de estimulação com diversão!

As sugestões de brincadeiras a seguir não têm uma única finalidade. Elas podem ser usadas para estimular várias áreas comportamentais diferentes. Você pode usar as ideias para qualquer brinquedo que tenha em casa.

Essas atividades estimulam a criatividade e a atenção dos pequenos, além de outras "funções" no cérebro, gerando assim uma aprendizagem consistente em diversos aspectos, sejam eles motores, cognitivos, de imitação, comunicação, jogos, competências sociais ou independência pessoal. Mas o importante mesmo é interagir com o seu filho da melhor forma que existe: brincando!

BRINCADEIRAS

Bolinha de sabão

Muito temos a ensinar aos pequenos com esse jogo antigo e de fácil acesso. Ótimo para estimular contato visual, colocando a haste perto dos olhos. Pode ser usado para estimular imitação orofacial (imitação de expressões do rosto, boca aberta, um bico para soprar).

Você pode usar essa atividade para estimular atos comunicativos. Faça pausas enquanto a criança espera pela próxima bolha e espere dela uma ação: olhar para você, apontar para pedir as bolinhas, um som ou qualquer outro ato comunicativo.

Dica: é importante que ambos estejam motivados!

Luana não tem muito interesse por brinquedos, não senta e pouco mantém a atenção quando a chamam para uma atividade. Sua mãe decide tentar algo novo: começa a fazer bolinhas de sabão pela sala, correndo de um lado para o outro. A menina, que estava correndo, para e passa a observar a mãe, que começa a correr outra vez com longas passadas, produzindo barulhos e sons engraçados ao estourar as bolinhas com o dedo. Então Luana se aproxima ainda mais para interagir com a mãe. Após apenas alguns minutos temos um novo jogo: a mãe faz as bolinhas e Luana estoura, todas elas, ora com as mãos, ora com os pés!

Vejam como uma simples brincadeira tem muito a ensinar e quantas áreas podem ser ativadas: comunicação, contato visual, imitação e interação.

Livros

Os livros são ótimos estímulos, e geralmente as crianças pequenas os adoram! Com eles podemos ter vários momentos ricos em aprendizagem.

Os livros infantis, na maioria das vezes, são compostos por poucas páginas e muitas imagens coloridas. Isso é ótimo para nomear as figuras, cores e ações simples para os pequenos. Alguns livros que trazem fotos com expressões faciais diferentes (triste, feliz, assustado, com sono, com dor) são bons recursos para trabalhar sentimentos e expressões faciais. Livros com texturas diferentes também são ótimos para apresentar estímulos sensoriais diferentes ao que a criança está habituada no dia a dia.

No decorrer da leitura podemos ter vários momentos ricos para estimular os pequenos, imagine só: um livro colorido do interesse do seu filho torna-se o estímulo ideal para o contato visual, imitação vocal, continuar a história, adivinhar e identificar as figuras.

Léo adora livros! Arruma-se rapidamente após o jantar porque sabe que aquele momento fica reservado para ele e sua mãe escolherem um livro. Este momento a dois é muito valioso. Para Léo é um divertimento enorme e para sua mãe, um excelente momento para estimular seu filho. Léo tem três anos e meio e está começando a verbalizar. Sua mãe percebeu seu interesse por livros e viu nisso uma oportunidade valiosa para estar com o filho. Durante a leitura Léo escuta sua mãe e identifica as figuras apontando e dizendo o nome delas, e também começou a discriminar as cores e a identificar expressões faciais. Ele participa ativamente de toda a leitura, e quando a história chega ao fim, ajuda sua mãe a guardar o livro de volta na prateleira.

Áreas que podem ser estimuladas com os livros:

- nomear e identificar figuras, sejam elas formas, objetos, lugares, animais, partes do corpo (barriga, cabeça, olhos), cores;
- comunicação receptiva na interpretação das histórias;
- atenção sustentada: a criança mantém a atenção nos trechos contados. Pode-se aumentar os trechos um pouco por dia;
- atenção auditiva: quando interpreta e realiza o que pedimos;
- identificar expressões faciais, de figuras, cores, animais e formas.

Blocos de madeira coloridos/caixas e copos de empilhar

Geralmente, esses brinquedos, são os mais conhecidos e a maioria das crianças têm em casa!

Eles nos ajudam muito na hora de interagir com os pequenos. Por serem jogos compostos de muitas peças, temos diversas possibilidades de variações de uso para interagir melhor com a criança: colocar os blocos em uma caixa e depois derrubar tudo, colocar na cabeça e fazer barulhos e sons engraçados quando caírem, empilhar em uma torre bem grande, falar as cores, contar quantidades, produzir conjuntos separados por cores, entre outras.

Esses jogos, com suas inúmeras possibilidades, podem estimular:

- coordenação motora;

- troca de turnos (ensinar a esperar a vez do outro para colocar uma peça na torre);

- conceitos como dentro, fora, em cima, embaixo, grande, pequeno;

- quantidades (ensinar a quantificar dentro do jogo "me dê duas peças");

- pareamento por cores, separar os blocos por cores iguais;

- verbalização: ensinar à criança as cores, números;

- iniciativa (o que deseja construir).

Jogos de encaixe

Brinquedos que encaixam chamam a atenção da criançada. Elas adoram desmontar e depois montar tudo de novo. Essas brincadeiras propiciam o ensino de muitas habilidades; uma delas é a coordenação motora fina, a qual usamos o tempo todo ao longo da vida. Desenvolver a habilidade de encaixar ou montar é importante para o desenvolvimento infantil, uma vez que as crianças brincam muito com isso nos momentos de lazer e na escola com os colegas.

Áreas que podem ser estimuladas com jogos de encaixe:

- Coordenação motora fina (movimento de pinça com os dedos);

- pareamento de formas (identificar formas e contornos) ou figuras;
- fazer pedidos verbais ("dá") para ganhar mais peças;
- alcance dirigido para pegar as peças;
- reconhecimento de alguma peça que faltou ao completar a atividade (percepção de que está faltando);
- atos comunicativos como apontar para pedir por peças que estão longe de seu alcance;
- escolher entre dois objetos (qual deseja encaixar primeiro);
- pedidos de ajuda quando não consegue encaixar uma peça na outra;
- flexibilidade mental se a criança consegue resolver pequenos problemas e brincar de maneira flexível e independente (se entende que a peça que está tentando encaixar não pertence àquele jogo e, por isso, não encaixa, por exemplo).

Quebra-cabeças

Os quebra-cabeças são sensacionais! Eles estimulam a criança e ajudam a trabalhar muitas áreas do desenvolvimento.

Algumas crianças com autismo apresentam altas habilidades com esse jogo. Montam quebra-cabeças com número de peças muito superior ao esperado para a idade. Podem montar em segundos e, muitas vezes, com o desenho virado para baixo, somente acompanhando o formato dos encaixes. Apresentam boa memória do posicionamento de cada peça. Se a criança já possui essa habilidade pode não ser necessário estimular ainda mais. Use esse material de que ela gosta para trabalhar a interação social, que é o foco da questão no autismo. Uma brincadeira será estimulante quando a criança permitir aproximações das outras pessoas nas suas brincadeiras, e partilhar com o parceiro o seu jogo.

Muitos pais me perguntam qual a melhor idade para começar a inserir quebra-cabeças como jogos para os pequenos. Existe uma infinidade de quebra-cabeças de todos os tipos e quantidade de peças. Crianças menores podem, por exemplo, começar a encaixar quebra-cabeças simples de madeira que podem ser por pareamento de figura a figura ou apenas de figura por contorno. Conforme a criança começar a entender o encaixe, podemos inserir quebra-cabeças mais complexos, aumentando a dificuldade gradativamente.

Eles ajudam a estimular:

- atenção sustentada: manter a atenção no brinquedo.

- coordenação motora fina: pegar as peças de maneira adequada e fazer encaixes complexos.

- flexibilidade mental: se não consegue encaixar de um jeito precisa mudar a posição ou a peça. Isso pode ser difícil para uma criança rígida, que tentará encaixar a peça errada a todo custo.

- interação social: reações positivas de compartilhar o jogo.

- noções de organização e guardar o brinquedo após brincar.

- atenção compartilhada: manter a atenção no brinquedo e na pessoa que está brincando junto com ela.

- consciência de imagem: verbalizar o que conseguiu montar ou identificar o que está na figura após montá-la.

Jogos de tabuleiro

Os jogos de tabuleiros nos ajudam muito com os pequenos que já não são mais tão pequenos e agora aprenderam bastante com os jogos simples.

Jogos de tabuleiros não precisam ser difíceis. Podemos começar com um simples com cartões por cores em que a criança avança as casas correspondentes à cor que ela tirou (carta com dois quadrados azuis, então avançará no tabuleiro duas casas azuis). Esses jogos exigem maior conhecimento e pré-requisitos para passarem para brincadeiras estruturadas. Se a criança ainda não tem repertório para esses jogos, siga as dicas desse livro e comece com jogos mais simples para inserir os conceitos-base e fazer com que seu filho realmente aprenda a jogar.

Jogos de tabuleiros podem ajudar a:

- melhorar a atenção sustentada e compartilhada da criança (esperar a vez, entender múltiplos comandos, finalizar a jogada, ter iniciativa);

- ensinar conceitos de ganhar e perder. Essas competências são importantes, pois as crianças podem ter dificuldade de saber perder se não se acostumarem com isso desde pequenas. É importante para a criança aprender a flexibilizar o pensamento e exercitar a autorregulação;

- compreender quando o jogo começa, está em andamento e quando chega ao final. É um trabalho de sequência lógica;

- socialização, pois a criança precisa de um parceiro para esses jogos, ou seja, não dá para jogar sozinha.

Brincadeiras de faz de conta

A brincadeira de faz de conta é parte do desenvolvimento infantil. Crianças brincam assim. As crianças dentro do espectro podem ter dificuldade nessas brincadeiras, mas é importante que ensinemos a elas como se brinca. Podemos iniciar com jogos de representação. Nesses jogos representamos conteúdo da vivência da criança, por exemplo: colocamos uma boneca na cama e a cobrimos, representando alguém dormindo, ou damos mamadeira ao boneco, representando alguém se alimentando.

Para essas brincadeiras podemos usar bonecas e bonecos de tamanhos diversos; conjuntos de cozinha (frutinhas de brinquedo, talheres, panelas, fogão), carros, caminhões e trens; acessórios como óculos, chapéus, roupas de bonecas, colares, sapatos, acessórios de higiene, pente, escovas.

Dessa maneira podemos ensinar:

- noções da rotina diária da criança: ensina conteúdos que a criança vivencia, como andar de carro, comer a comidinha, deitar na cama;

- atenção ampliada: a criança agora já mantém mais atenção ao jogo e as brincadeiras podem durar mais tempo;

- iniciativa: a criança comanda a brincadeira, decide o que os bonecos vão comer, para onde eles vão;

- partilha de brinquedos: a criança entende que pode partilhar o brinquedo e que a brincadeira será divertida;

- interação social: brincar inclusive com crianças da mesma idade;

- habilidades sociais: representando situações do dia a dia em que a criança apresenta dificuldade de realizar uma leitura correta da ocasião social para emitir um comportamento adequado à situação.

Bolas de tipos e tamanhos diferentes

Às vezes, pensamos que a brincadeira só trará ganhos se for com a criança sentada no chão durante horas. Também temos muito a ensinar aos pequenos em brincadeiras que exigem movimento. Chutar as bolas ou lançá-las na direção de um alvo são competências importantes e podem ser repletas de divertimento. São jogos muito comuns entre as crianças nas escolas e nas casas, por isso é importante ter um repertório amplo e saber brincar Essas brincadeiras estimulam a coordenação motora grossa em movimentos de correr, pular, jogar, chutar, equilibrar-se, contornar objetos.

Sugestões:

- chutar a bola em direção ao alvo: ajuda a estimular equilíbrio atenção, controle e planejamento motor;
- jogar bolas de diferentes pesos: ajudam a melhorar a força para conseguir pegar uma bola com a noção de conceitos (grande, pequena, pesada, leve);
- bexigas com água: auxiliam no equilíbrio e na atenção para não as estourar.

Brinquedos sensoriais

Caixas de areia, pula-pula, massinha, geleca ou cobertores grandes para serem arrastados ou puxados com a criança. Se ela não se sente bem com um desses materiais, não force. Nunca! Por mais que pareça simples mexer em uma geleca, por exemplo, para uma criança que tem alterações no sistema sensorial isso pode ser até agressivo. Respeite o limite da criança e procure a ajuda de um terapeuta ocupacional especialista em integração sensorial para auxiliar na escolha de materiais que possam ser bons para ela.

Siga o Mestre

Essa brincadeira é uma das minhas preferidas, pois estimula a atenção social. Para a criança seguir o mestre é preciso olhar e estar com a atenção total na outra pessoa. É possível que uma criança que nunca tenha brincado assim não entenda o que é preciso fazer. Diferentemente das crianças com desenvolvimento típico, as crianças com autismo têm dificuldade em entender instruções e seguir o modelo que estamos apresentando. Essa brincadeira estimula a melhora, exatamente, desse repertório. Como todos os outros jogos, começamos com pequenos passos em direção ao resultado final. Comece com pedidos simples e amplie conforme a compreensão da criança aumenta.

- áreas de estimulação: coordenação motora, equilíbrio, imitação, atenção, contato visual;

- fazer o que a outra pessoa quer, sair do *script* mental de seguir somente as suas ideias;

- ficar sob controle social.

Brincadeiras de pega-pega

Essa brincadeira estimula a atenção à outra pessoa o tempo todo. Uma dificuldade comum da criança com autismo é o controle inibitório. Trata-se da habilidade de se controlar e inibir respostas de agitação, impulsividade e euforia, por exemplo, quando não é o momento adequado.

Quando a criança for pega, precisará mudar o planejamento e ser a pegadora.

Áreas de estimulações:

- atenção, equilíbrio;

- flexibilidade mental;

- controle da impulsividade.

Jogo da memória

Como o próprio nome diz, esse jogo é importante para estimular a lembrança de onde as peças estão posicionadas.

Atividades e brincadeiras que estimulam e divertem ao mesmo tempo!

Muito mais do que isso (e, mais importante, podemos considerar), porém, trabalha a atenção às jogadas das outras pessoas. Para ganhar o jogo, não basta virar e decorar onde estão somente suas próprias peças. A atitude do parceiro é determinante e a criança precisa manter o foco nisso.

Algumas áreas cognitivas trabalhadas em atividades desse tipo:

- atenção visual, atenção compartilhada, atenção sustentada;
- esperar a vez;
- pareamento e identificação;
- conceitos de quantificação, mais e menos, na contagem das peças;
- outros jogos que podem trazer também esses benefícios, como jogos de cartas simples, dominó.

Materiais de arte

Desenhar é uma ótima atividade de motricidade fina que podemos utilizar, além de ser muito divertida. Imagine você colocar uma grande cartolina no chão e pintar com seu filho desenhos bem coloridos? Imaginou a bagunça? São momentos que trarão muita diversão e aprendizagem para os pequenos. Você pode aproveitar essa atividade para trabalhar a linguagem verbal e não verbal do que é desenhado.

Outros materiais também ajudam na motricidade fina como:

- lousa magnética com carimbos;
- quadro negro e giz colorido;
- giz de cera grande;

- canetinha;
- adesivos para colar em papel;
- tesouras (sem ponta para crianças);
- papéis coloridos;
- massinha de modelar e acessórios.

Sugestões para o ambiente da brincadeira

- cadeira pequena com mesa;
- tapetes fofos para ficarem no chão.;
- prateleiras no alcance das crianças;
- caixas para guardar os brinquedos após o uso.

Cuidado com brinquedos eletrônicos

Alguns livros e objetos emitem luzes, sons e movimentos que podem ser muito parecidos com o estímulo gerado pelos *tablets*. Observe como a criança utiliza esses brinquedos. Elas podem usá-los para autoestimulação e apertar várias vezes os botões, repetidamente, para ouvir os sons e ver os brilhos. Se ela fizer isso, cuidado! Pode não ser o melhor uso de um brinquedo.

Se possível, substitua todos os brinquedos que precisam de pilhas por brinquedos educativos, comuns ou apenas retire as pilhas.

É importante lembrar que todos os jogos e brincadeiras que estamos descrevendo aqui são para ajudar a criança em seu desenvolvimento, mas contamos também com sua criatividade para montar jogos legais para esses momentos. As brincadeiras são infinitas.

LINGUAGEM – COMPORTAMENTO VERBAL

O atraso na comunicação é o principal sintoma que chama a atenção dos pais de crianças pequenas. Geralmente, é isso que os convence a buscar tratamento. Todos os outros sintomas podem ser negados, no início, e isso é fácil enquanto a criança ainda é pequena. Com frequência, os pais não são especialistas em desenvolvimento infantil e não fazem ideia de quais marcadores do desenvolvimento são importantes de serem atingidos desde os primeiros meses do bebê.

A partir dos ´ois anos de idade, a família começa a se preocupar mais quando a criança ainda não fala.

Costumo explicar que a "fala" em si é como a ponta de um *iceberg*. É o que sai, que se evidencia, o que conseguimos enxergar. Para estruturar essa ponta, existe uma montanha por baixo. Assim é com a linguagem. Desde os primeiros meses a criança constrói pré-requisitos para o bom desenvolvimento da linguagem. Com seis meses de idade já troca balbucios com os cuidadores, com um ano já fala palavrinhas isoladas com função de se comunicar, e com dois anos já forma frases. São vários comportamentos que, reunidos ao longo do tempo, resultam em comunicação funcional.

Skinner, grande cientista do comportamento e aprendizado, já em meados de 1950, acreditava que a linguagem não era inata ao ser humano e sim aprendida por meio das associações e do reforçamento que sucediam um "comportamento verbal", assim como outras habilidades desenvolvidas pelo indivíduo.

Por ser recorde de dúvidas e de pedidos de ajuda, reunimos aqui as oito etapas com as quais, na nossa metodologia, trabalhamos o desenvolvimento do comportamento verbal com intenção comunicativa.

OS OITO PASSOS PARA O COMPORTAMENTO VERBAL

1 – Dar função para a emissão de qualquer som da criança

As crianças, desde bem pequenas, emitem sons aleatórios. Quando damos atenção para esses comportamentos, a criança tende a repeti-los e a fazer mais. Bebês com autismo podem ser menos sensíveis ou perceber menos essa atenção social.

É importante que os pais estejam atentos a esses sons e os valorizem. Sempre tente dar uma função para ele. Por exemplo, quando uma criança está perto de um copo com suco e emite um som qualquer, devemos repetir o som ligando ao objeto e dizer "suco". Entregue o suco para a criança. Assim, potencializamos o reforço a essa verbalização, que é associada a algo positivo.

Observe a criança e os sons que ela faz. Assim como em quais situações os usa e comece a repetir a palavra (mesmo que ela emita só um balbucio). Repita como se a pequena tivesse dito algo que ela quer. Geralmente, sabemos o que a criança quer. Assim, damos função à verbalização dela.

2 – Ecoar o que falamos

Todas as crianças que estão aprendendo a falar ouvem o que estamos dizendo e veem o que estamos mostrando e repetem a palavra. Quando mostramos uma caneta, por exemplo, a criança que nunca disse aquela palavra, olha para o objeto, olha para a pessoa que o está mostrando e para a boca dela, ouve o que ela disse e repete, na sequência. É assim que ampliam vocabulário e aprendem palavras novas.

A criança com autismo pode ter dificuldade já nessa etapa, pois aqui precisa usar os pré-requisitos comportamentais de:

- *olhar* para a pessoa que está falando;
- *imitar* o movimento orofacial;
- *atentar* ao som ouvido;
- *reproduzir* o som.

Para repetir uma palavra ensinada, a criança necessita ter os comportamentos descritos anteriormente que são pré-requisitos básicos.

Se a criança ainda não tiver um bom desempenho em contato visual, em imitações e em seguimento de comandos (atenção auditiva), poderá apresentar dificuldades a partir dessa etapa e, consequentemente, em todas as próximas! Esse é um dos motivos pelo qual devemos sempre incentivar essas habilidades comportamentais iniciais. Eles são "comportamentos bases" para que a criança consiga desenvolver com melhor qualidade outras funções importantes do seu desenvolvimento. Por essa razão, insistimos tanto na importância de estimular contato visual, imitação e seguimento de comandos nos programas de intervenção e nas atividades em casa.

3 – Ensinar a criança a completar um trecho da palavra

Com a evolução da criança nos programas comportamentais, podemos começar a apresentar as palavras tirando um pedacinho dela, no final. Se estamos mostrando a caneta e sabemos que a criança já conhece tanto a palavra quanto o objeto, podemos pedir para que ela complete o som quando mostramos o objeto e dizemos "ca-ne...". A criança deve completar com "ta".

Conforme a criança aprende a emitir sons cada vez mais próximos com o intuito de nomear objetos vamos tirando a dica gradativamente "ca..." e esperar que ela agora complete duas sílabas ao invés de uma: "ne...ta". Assim, tiramos uma parte da dica verbal e incentivamos novas verbalizações.

Completar músicas pode ser muito útil para isso. Podemos parar a canção em alguns trechos e continuar quando a criança a completa: "Palma, palma, palma, pé, pé... *pausa*". Após a criança emitir um som podemos continuar cantando reforçando assim as verbalizações que ela emite de maneira divertida!

4 – Nomear itens

Nessa etapa, a criança já conseguirá falar a palavra toda sozinha. Aqui podemos mostrar fotos de familiares, figuras e objetos para a criança nomear. Se ela não conhecer a palavra, dizemos e pedimos depois para ela repetir. Continuamos perguntando até ela responder sozinha sem nossa dica verbal, apenas mostrando o item.

Pedindo para a criança nomear itens, conseguimos ampliar o seu repertório verbal. Mas não adiantará fazer essa etapa se a criança não tiver concluído as anteriores com independência.

5 – O que é, o que é?

Depois que a criança já consegue nomear tudo que vê, começamos a dar dicas das funções e características de um determinado item para ela reunir as informações e dizer o nome do que se trata.

Por exemplo, não mostramos nenhuma imagem, somente perguntamos para a criança "o que é o que é que tem pelos, quatro patas e faz 'au-au'?". Ela deverá reunir as dicas e dizer que é o cachorro.

Algumas vezes, para deixar essa etapa mais lúdica, colocamos objetos em uma caixa mágica e deixamos a criança tocar os objetos enquanto damos dicas. Mas sem olhar!

Se pararmos para lembrar da nossa infância, fomos muito estimulados por nossos pais e professores com brincadeiras desse tipo. Todos sabem "o que é, o que é que cai e pé e corre deitado?", não sabem?

Para as crianças com autismo utilizaremos itens que fazem parte da rotina delas, como animais, meios de transporte, fruta, legumes etc.

6 – Frases

A partir do momento que a criança já nomeia figuras simples, podemos colocar duas ou três juntas e pedir para ela dizer quais são. Por exemplo, colocamos a figura de "chute" e ao lado a figura de uma bola. A criança que já aprendeu a nomear anteriormente, agora tem pré-requisitos suficientes para então dizer: "menino; chutou; bola".

Depois que ela nomeia, reunimos todas as palavras e dizemos "o menino chutou a bola! Vamos ver um vídeo do menino fazendo isso!".

É importante dar a função ao que ela disse. Se juntou duas palavrinhas a partir de imagens, tal como "cadeira – amarela", devemos mostrar o objeto imediatamente.

7 – Inferências

Depois que a criança aprende a reunir palavrinhas para pronunciar pequenas frases, começamos a apresentar figuras mais complexas contendo informações sobre ações, sentimentos e causalidades.

Por exemplo, a imagem de uma menina no chão, com uma bicicleta caída ao lado, com o joelho machucado e expressão de dor.

Como a criança já aprendeu a reunir palavrinhas, ela poderá dizer: "A menina caiu da bicicleta!" Para isso, ela precisa ter conhecimento de causalidade, ação e consequência, sentimentos, expressões faciais, entre outros.

Aqui, novamente precisamos mencionar que, se a criança não tiver as habilidades descritas anteriormente, dificilmente chegará nessa etapa.

8 – Relato de eventos passados

É o sonho de todos nós! Todos os dias, os pais perguntam aos filhos: "O que você fez na escola hoje?" As crianças com autismo não respondem, ou dizem sempre a mesma coisa que foi aprendida um dia. Por exemplo, um dia a mãe ajudou o filho a responder que brincou com o amigo. Assim, todos os dias a criança responde que brincou com o amigo.

Quando alguém nos pergunta o que fizemos no trabalho, uma cena vem à nossa cabeça. Precisamos conseguir decodificar as imagens e reunir as informações em frases para explicar o que fizemos. É exatamente o que estimulamos nas etapas anteriores, por isso cada uma é tão importante.

Para ampliar esse repertório, podemos começar perguntando à criança o que ela acabou de fazer, em ações imediatas. Por exemplo, na terapia, usamos um jogo e dizemos à criança: "Jogamos jogo da memória. Gostei de brincar com você". E depois perguntamos: "O que nós fizemos, ou do que nós brincamos?" E a criança deverá responder: "Jogamos jogo da memória!". No início desta etapa, podemos deixar a caixa do brinquedo como uma dica para ela relatar.

Depois que a criança está fazendo relatos simples de acontecimentos recentes, podemos ampliar o espaço de tempo entre o acontecimento e a pergunta. Podemos pedir para a professora da escola escrever algumas das atividades principais realizadas no dia e perguntar para a criança o que ela fez lá.

Os pais também podem enviar para a escola, na segunda-feira, imagens do que fizeram no final de semana, fotos ou *tickets* de entrada do cinema ou do teatro. Assim, na roda de conversa, a professora poderá auxiliar a criança a responder o que fez e isso aumenta a chance de ela participar da atividade.

O relato de eventos passados é importante para o diálogo. Perceba que grande parte das conversas é sobre o que vimos, vivemos, lemos ou ouvimos. Dizemos para onde fomos viajar, o que aconteceu no dia ou uma notícia de que ficamos sabendo.

Essas etapas são importantes para complementar as atividades sociais que serão cada vez mais elaboradas e complexas com o passar dos anos.

O trabalho em conjunto com uma equipe de fonoaudiologia é fundamental para a aquisição e o bom desenvolvimento da linguagem. A equipe multidisciplinar deve estar alinhada e trabalhar unida nas mesmas etapas, cada profissional com sua estratégia específica.

SONO – COMO DORMIR SOZINHOS

Cada vez mais os pais trazem queixas sobre problemas no sono dos seus filhos com autismo. As crianças têm dificuldade para dormir e também para manter o padrão regular durante a noite toda, sem acordar. Muitas crianças apresentam agitação extrema durante a noite. Outras falam sozinhas, parecendo acordadas. Algumas têm crises frequentes de choro, e os pais não sabem o que fazer.

Dormir não serve apenas para relaxar ou descansar. É importante também para o cérebro restaurar algumas funções e para a aprendizagem. É durante o sono que o cérebro realiza uma "limpeza" de todas as informações que foram acessadas durante o dia e processa a aprendizagem do que é importante, além de ativar a memória e a regeneração de todas as funções neurológicas. Daí a importância de proporcionar um bom conteúdo dos estímulos aos quais a criança será exposta durante o dia na escola, em casa ou nas terapias.

Entre 40% e 80% das crianças com autismo apresentam também dificuldades no sono. Algumas pesquisas relacionam alterações na melatonina como causa, enquanto outras relacionam o funcionamento neurológico desregular e alterações sensoriais como fatores coadjuvantes.

As crianças com autismo podem demorar mais para dormir, tendo menos tempo de sono, e também acordam mais durante a noite. Pesquisas mostram que crianças com autismo podem dormir, em média, 40 minutos a menos do que crianças típicas. Isso acumulado, todos os dias, faz muita diferença e pode trazer prejuízos às funções neurológicas.

COMO AJUDAR?

Como todas as outras alterações orgânicas, a alteração no sono também precisa ser investigada por um médico. O pediatra precisa também avaliar questões relacionadas ao desenvolvimento da criança, além de analisar ouvido, nariz e garganta. As consultas costumam focar somente nesses itens. Mesmo quando a criança não apresenta queixas de dor ou infecções, outras investigações sobre desenvolvimento cognitivo e comportamentos podem ser feitas.

O papel do médico que acompanha a criança é muito importante nesse momento, pois é preciso discutir sobre a possibilidade de medicações, quando necessário. Além disso, também podemos implementar muitas estratégias comportamentais que ajudam.

Higiene do sono

Devemos começar estabelecendo uma rotina de sono. Crianças dentro do espectro podem apresentar dificuldades para entender a hora de dormir ou questões comportamentais, como rigidez para parar a brincadeira ou deixar de assistir ao programa de televisão preferido na hora de dormir.

É importante combinar com a criança o horário de se preparar para dormir e de estar deitada, quanto tempo os pais permanecerão no quarto junto com ela antes de dormir.

É importante os pais darem suporte até a criança dormir e caso ela acorde à noite. Assim, a criança saberá que sempre poderá contar com a proteção dos pais.

Marina está na sala assistindo ao seu programa preferido quando a hora de dormir se aproxima. Como a maioria das crianças, ela tem uma rotina diária muito ativa e precisa descansar para dar conta de um dia carregado de atividades.

Sua mãe sabe que a filha precisa descansar e já estabeleceu a rotina para ela: ao se aproximar da hora de dormir, sua mãe antecipa que logo o programa chegará ao final. A mãe utiliza apoios visuais mostrando que deve escovar os dentes, colocar o pijama preferido e deitar para a "hora da história". Marina escolhe seu livro preferido, Chapeuzinho Vermelho. Ao terminar de ler o conto, a mãe a coloca confortavelmente na cama e apaga as luzes, deixando um ambiente aconchegante. A criança tem dificuldade para pegar no sono e em alguns momentos tenta chamar a mãe para brincar. Utiliza vários recursos "fofos" nesses momentos, como fazer carinho na mãe e falar palavrinhas, que é o que a mãe mais gosta. Mesmo com vontade de interagir, a mãe permanece quieta e direciona a criança para a cama. Depois de algum tempo Marina consegue dormir.

Rotina

É importante ter horário e local fixo para dormir. Um grande problema é quando cada dia a criança dorme em um lugar ou horário diferentes. Ela precisa ter seu "canto". Podemos utilizar apoio visual, assim como a mãe de Marina faz. Assim, a criança entenderá com mais eficiência que é a hora de dormir. Tornar esse momento parte da rotina ajudará a criança a manter comportamentos adequados sempre que chegar essa hora.

Dormir com a criança

Vale dormir com a criança, trazê-la para o quarto dos pais ou ficar ao lado dela até que ela adormeça? Ou isso é "acostumar mal"?

A criança precisa ter o seu próprio espaço para dormir. É importante que durma sem os pais.

Os pais podem ficar um tempo no quarto, até a criança começar a pegar no sono, mas sem deitar junto com ela e adormecer.

Se o seu filho dorme na sua cama e você quer ensiná-lo a dormir na cama dele, explique e converse sobre isso. Veja os passos a seguir:

Criança dormir sozinha

Os pais tentam de tudo para que seus filhos durmam melhor. Muitas vezes, a estratégia que mais funcionou foi deixar o filho dormir em suas camas ou dormir com eles na cama deles. A família se adapta a isso e, quando percebe, mantém esse hábito durante meses ou anos.

É importante que a criança durma em sua própria cama. Para fazer isso, existem algumas estratégias comportamentais que podem ser usadas.

Toda mudança de rotina pode ser difícil para a criança com autismo. Uma vez que ela aprende a dormir com os pais, mudar esse padrão comportamental vai exigir tempo e paciência.

É importante *explicar* para a criança a mudança que vai acontecer. Explicar que ela precisa dormir na sua cama. Podem ser utilizadas aqui as histórias sociais, com fotos da criança, da sua própria cama, da cama dos pais com a foto dele. Explique quem dorme em qual lugar. Quanto mais recursos visuais for possível usar, melhor. Ajuda a criança a compreender.

Depois que tudo já ficou claramente explicado, é importante estabelecer a rotina do sono com hábitos e horários.

Estratégias

Fique no quarto com a criança até ela se acalmar, mesmo que demore mais tempo do que o normal para ela dormir.

Evite deitar na cama com a criança. Se isso já acontece, fique sentado(a) ao lado dela, na cama, até ela dormir.

Depois, ao longo das semanas, comece a se afastar gradualmente.

- Semana 1 – Fique sentado(a) na cama da criança até ela dormir.

- Semana 2 – Fique em uma cadeira ao lado da cama da criança até ela dormir.

- Semana 3 – Afaste a cadeira para o meio do quarto e espere criança dormir.

- Semana 4 – Coloque a cadeira perto da porta e explique para a criança que você estará ali até ela dormir.

Essas sugestões não devem ser entendidas como regras. Cada criança tem um necessidade diferente e os procedimentos devem ser adaptados a cada realidade.

O objetivo é que a criança se habitue a dormir sozinha na cama dela e adormeça sozinha. Nesse momento, você poderá colocá-la para dormir, esperar algum tempo e sair. Se ela chorar ou sair da cama dela, leve-a de volta e fique com ela, para que se sinta segura.

A partir do momento que o casal decide iniciar o procedimento, é importante não desistir.

Se a criança faz birras e os pais cedem, ela aprende que com esse comportamento de insistência e desespero ela tem ganhos. E depois será mais trabalhoso, começando todo o processo novamente, desde o passo 1, com o agravante de a criança ter associado que com comportamentos inadequados ela recebe recompensas.

Em vários momentos, vocês terão vontade de desistir. É preciso que o casal esteja alinhado e se apoie mutuamente nessa decisão.

Acordar no meio da noite e ir para a cama dos pais
No meio da noite, o pequeno vai para a cama dos pais e sobe sorrateiramente. Normalmente, os pais estão exaustos e deixam a criança ficar ali. Afinal, têm pouco tempo para dormir e já está quase na hora de acordar. Se isso ocorre, a criança tem ganhos por despertar. Ganha a cama e o carinho dos pais. Isso pode criar um padrão de despertar no meio da noite que pode ser prejudicial para o ciclo do sono da criança.

Diga que ela passará a dormir sozinha. Leve-a de volta ao quarto quantas vezes for preciso, mesmo que isso atrapalhe totalmente o sono da família nos primeiros dias. Se o procedimento foi feito sem abrir exceções, rapidamente o novo hábito se instalará.

Quando levar a criança ao quarto dela, fique um pouco, mas sem deitar na cama com ela.

Dicas válidas

- Evite dar à criança estimulantes como cafeína, refrigerantes e açúcar antes de dormir.

- Estabeleça uma rotina noturna: banho quente, ler história e colocá-la na cama todas as noites no mesmo horário.

- Desligue a televisão, videogames e outras atividades estimulantes pelo menos uma hora antes de deitar. Eletrônicos são excitatórios. É comum a criança querer jogar um videogame ou assistir televisão quando está deitada. É importante desligar os eletrônicos. Use esse tempo para ficar com a criança no quarto, fazer uma massagem relaxante ou ler um livro para ela.

- Deixe o quarto escuro à noite. Desde que nascem eles são acostumados a ter uma luz acesa. Criamos esse hábito e acostumamos a criança a precisar de luz. Se, no entanto ela tiver alterações sensoriais e hipersensibilidade à luz, mesmo que fraquinha, isso pode influenciá-la a despertar. Se a criança já está acostumada, tire a luz gradualmente. Quando é a luz do corredor, feche um pouco mais a porta ao longo das semanas. Se é um abajur, você pode ir cobrindo-o cada vez mais com um paninho. Evite mudar radicalmente hábitos da criança com autismo, como deixá-la no escuro de uma vez, por exemplo.

Depois de uma noite agitada ou mal dormida, é natural que as crianças amanheçam cansadas e irritadiças. Isso pode prejudicar-lhes a atenção ao longo do dia, nas terapias e na escola, trazendo prejuízos importantes. Por isso devemos, tão logo e quando for possível, regular o sono delas.

ESTEREOTIPIAS

As estereotipias são os comportamentos emitidos por muitas crianças com autismo. As mais comuns são:

- Estereotipias motoras: *flapping* (balançar os braços e as mãos ao lado do corpo), movimentar o corpo para a frente e para trás, ficar entrando e saindo na ponta dos pés, correr de um lado para outro, passar pelas paredes olhando pelo canto dos olhos, pular sem ter um sentido de brincadeira, colocar os dedos na frente do rosto e ficar olhando para eles;

- Estereotipias verbais: podem ser barulhos ou sons repetitivos sem função de comunicação, repetição da fala de desenhos e filmes, repetição da mesma palavra várias vezes;

- Estereotipias com objetos: girar objetos circulares, alinhar os brinquedos, balançar objetos repetidamente para observar o movimento, enfileirar materiais ou brinquedos.

Aparecem, geralmente, em momentos de euforia, excitação e ociosidade. É muito angustiante para quem está perto, além de chamar a atenção e poder ser danoso para a socialização da criança. Dependendo da estereotipia, pode ser perigoso fisicamente para a criança, pois pode facilitar acidentes ou problemas musculares e de tendão.

POR QUE AS ESTEREOTIPIAS ACONTECEM?

Ainda não temos consenso na literatura científica sobre a causa ou por que acontecem. O que sabemos é que podem ocorrer em situações de:

- Autorregulação sensorial: a pessoa está eufórica ou frustrada e faz movimentos repetitivos que a "acalmam"; alguns adultos com autismo relatam usar esses recursos para se sentirem melhor;

- Autoestimulação: em momentos de tédio ou ociosidade; o comportamento é emitido e mantido pela sensação que produz no próprio corpo da pessoa que o realiza;

- Fuga e esquiva: algumas pessoas podem aprender a usar como recurso para se livrar de tarefas que não querem realizar.

COMO REDUZIR AS ESTEREOTIPIAS?

É importante reduzir a ocorrência desses comportamentos, pois eles, além de serem nocivos à criança, também atrapalham outras atividades que a criança deixa de fazer e "troca" por estereotipias. Quando está realizando esses comportamentos, a criança perde a atenção nas atividades e perde oportunidades de ensino. Nesses momentos, a criança não está recebendo estímulos das brincadeiras, não está imitando, não está brincando, não está prestando atenção ao que está sendo apresentado.

Para interromper o comportamento, geralmente bloqueamos e não deixamos a criança continuar a ação. Ela pode até parar, mas não está sendo tratada. Para tratar esses comportamentos será necessária a intervenção da equipe multidisciplinar. A terapia de integração sensorial pode ensinar atividades sensoriais compensatórias para ativar áreas que a criança estimula com as ações repetitivas e tentar integrar o sistema sensorial.

A terapia comportamental com psicólogo também é importante. Como qualquer outro comportamento, devemos fazer uma análise sobre qual é a função da estereotipia. Para cada uma, precisamos ter uma conduta diferente. Se é fuga ou esquiva, por exemplo, precisamos ensinar outras formas para a criança expressar recusa ou não querer realizar uma atividade.

Redirecionar a atenção da criança nas estereotipias motoras e verbais

A estratégia de redirecionar a atenção da criança a algo que esteja ocorrendo no ambiente pode ser usada como um recurso nesses momentos. Podemos redirecionar a criança, nos momentos das estereotipias, para fazer outras atividades no ambiente. Sempre que possível, envolva-a no redirecionamento das ações motoras e sensoriais. Quando a criança bate palmas, por exemplo, podemos dizer que entendemos que ela quer cantar músicas e damos contexto. Tente entender qual é a sensação que a criança está buscando com a estereotipia e proponha uma brincadeira com uma sensação parecida. Precisamos tentar outras formas de conseguir essas sensações, porém de forma apropriada e aceita socialmente.

Como dar função às estereotipias verbais?

Bruna faz muitos sons enquanto brinca, de maneira adequada, com seus brinquedos. A maior parte das palavras não conseguimos reconhecer, parecem balbucios. Em alguns momentos identificamos palavras, tais como "carro", "guarda-chuva", "oi". Os pais acreditavam que se tratasse de balbucios funcionais, que a menina estava brincando de forma imaginária, ou narrando o que estava fazendo. Porém, percebemos que as palavras estavam fora do contexto. Eram apenas repetições do que ela havia escutado anteriormente no dia.

No caso apresentado, vemos o exemplo de ecolalia tardia, que é um tipo de estereotipia verbal. Bruna reproduzia as palavras e isso fazia os pais acharem que a linguagem estava se desenvolvendo, porém, não queremos que a criança fale coisas aleatoriamente. Comportamentos comunicativos não verbais, como um simples apontar, precisam ser emitidos de forma funcional, com a intenção de comunicar algo a alguém. No consultório, pudemos presenciar Bruna falando "chocolate" e, então, a mãe achou que ela queria comer. Quando o doce foi oferecido, ela recusou, desviou e continuou mexendo nos objetos e pronunciando sons inteligíveis e palavras fora do contexto.

É importante dar função ao que a criança diz, mostrando o que ela falou. Se fala de uma coisa que não está no ambiente dizemos que não está ali e direcionamos para algo relacionado à brincadeira.

Ampliar repertório

Quanto mais a criança brinca e acessa os estímulos ambientais disponíveis, mais ela entrará em contato com estímulos sensoriais e ampliará o repertório de possibilidades para usar adequadamente.

As crianças com autismo, muitas vezes, evitam aprendizagem para ficar fazendo suas estereotipias e, com isso, não aprendem coisas novas. Uma criança com hipersensibilidade, por exemplo, quanto menos se expõe ao mundo, mais dificuldade terá em se habituar às mais diversas sensações.

Além de ampliar o repertório e se expor a mais sensações, a criança pode encontrar uma brincadeira ou um material para conseguir o estímulo que deseja, de maneira mais adequada.

Quanto mais a criança acessa estímulos, aprende coisas novas e amplia a socialização, menos precisa realizar estereotipias, pois outros repertórios mais adequados entram nesse lugar.

Brincadeiras que envolvem estímulos sensoriais intensos, como correr, pular e balançar, podem ajudar nessas sensações. Uma boa avaliação sensorial pode ajudar a equipe com ideias dessas atividades.

Precisamos tomar cuidado com o quanto a criança consegue chamar a atenção e ter ganhos com esses comportamentos. É comum, quando as crianças são pequenininhas, os pais acharem bonitinho o comportamento e até imitarem a criança, como uma brincadeira. Assim, o cérebro pode associar esses comportamentos a outros ganhos.

Atividades físicas e medicações também podem ajudar. É importante falar com o médico que acompanha a criança para ponderar os benefícios da medicação em relação aos eventuais prejuízos que as estereotipias trazem para a vida, para a aprendizagem e a socialização da criança.

E O FUTURO? A CURA DO AUTISMO

"Eu queria a cura"; "viver em altos e baixos é terrível"; e "queria uma vida normal" são os desabafos mais comuns dos familiares quando descobrem o diagnóstico. Todos queremos a vida que idealizamos desde pequenos, quando lemos contos de fadas nos livros infantis. Somos condicionados, desde muito novos, a seguir determinados padrões com a expectativa de que é isso que nos levará à felicidade ou à realização plena. Todos que estão lendo esse livro, se já forem maiores de dez anos de idade, já perceberam que a vida não funciona assim, mesmo sem o diagnóstico de autismo de um familiar.

A cura ainda não existe. A ciência está avançando muito e descobrindo diversas formas de estimular neurônios para melhorar a vida das pessoas com autismo. Mas não dispomos de nada como um antibiótico, que, depois de um tempo de tratamento, elimina os sintomas e a causa das dores.

Sabemos que alguns casos evoluem tão bem com o tratamento que os sintomas do espectro passam a não interferir em seu dia a dia. Conseguem ter uma vida funcional na escola, em casa e nos ambientes que frequentam.

Entretanto, mesmo quando a criança aprende a falar, brincar e se desenvolve adequadamente, poderá apresentar resquícios de características básicas de um funcionamento neurológico mais concreto, com menos inferências e flexibilidade mental, características de uma pessoa com autismo. Poderá, com isso, ter dificuldades para entender ironias e frases de duplo sentido, ser mais tímida etc. Assim, mesmo que os sintomas não interfiram mais em sua vida, precisamos ficar atentos às eventuais dificuldades decorrentes dessa "inocência".

Alguns pesquisadores acreditam que de 3% a 5% das pessoas diagnosticadas com autismo podem evoluir a ter uma vida autônoma e funcional sem apresentar mais sintomas, o que é popularmente conhecido como "sair do espectro". Isso significa que em uma escala diagnóstica, em testes específicos, os sintomas não pontuam mais o suficiente para colocar aquela pessoa em uma classe diagnóstica. De fato, sabemos que o cérebro tem uma capacidade incrível de aprender e mudar suas conexões. Somos muito diferentes a cada ano que passa.

Porém, o autismo é um transtorno psiquiátrico importante, mesmo quando os sintomas são leves. Trata-se da forma como o cérebro é arquitetado, como a interconectividade dos neurônios é construída. Ainda é a minoria das pessoas que alcançam a evolução de que gostaríamos. Podemos fazer uma analogia entre as crianças que são tratadas para autismo com as crianças que querem ser jogadoras de futebol. As crianças que treinarem, aprenderão habilidades e poderão aprender a jogar muito bem! E algumas se destacarão como fenômenos!

No momento em que a ciência se encontra, precisamos trabalhar com a ideia de que AUTISMO NÃO É O FIM DO MUNDO – É O COMEÇO! É o começo de novas descobertas de como se relacionar com seu filho e com a sociedade.

Sabemos que os sintomas podem ser reduzidos por meio da compreensão e da conduta correta dos casos. Não existe tratamento único, assim como não existe uma solução mágica que resolva todos os casos. No começo do tratamento os pais se apegam a pequenas evoluções. Eles nos dizem: "Se o meu filho conseguir brincar com os amigos, já estaremos felizes. E a criança começa a brincar". Depois, dizem: "Se meu filho falar, aí sim seremos felizes". E a criança começa a falar. "Ah, quando ele estiver montando frases será nossa realização". Depois quando ele contar coisas que aconteceram na escola. E, assim, como com filhos sem autismo e com desenvolvimento típico, há sempre a expectativa de ser diferente, de ficar ainda melhor. Precisamos lutar, mas também aceitar sermos felizes com a criança mesmo com o autismo presente.

Conviver com uma pessoa com autismo exige mudanças na rotina, pois a estimulação é diária! A conduta e o direcionamento da família terão alterações, sem dúvida.

Muitas famílias pensam em levar para tratar fora do país, com a esperança de que lá a criança receberá estímulos e possa voltar à rotina da família como era anteriormente. Isso não vai acontecer. Hoje, com a internet e os meios de comunicação, temos acesso em tempo real a todas as descobertas que são realizadas em todos os países. Temos acesso a todas as informações por aqui. O que pode ajudar é o treinamento intensivo de todos os familiares e as orientações que recebem relacionadas ao convívio com aquela criança.

Não adianta levar à terapia apenas, ou para intensivos com determinado tempo de duração, uma vez ou outra. O segredo é todos se adaptarem à nova realidade da família e fazerem a diferença, todos os dias.

O passo mais importante durante todo o tratamento do autismo é aceitar e encarar o problema de frente. O segredo é não desistir! Nunca! Jamais, e em hipótese alguma! Somos fortes o suficiente para encarar a tempestade! Depois dela, teremos, certamente, um dia de sol.

Acreditamos e temos esperança em relação ao futuro do autismo. A ciência se torna a nossa maior aliada em termos de conhecimentos e pesquisas, além de modelos de intervenção realmente eficientes. Outro fator que temos e que é incrivelmente importante é acreditar no potencial dessas crianças, pois elas podem nos surpreender! Sentimos imenso orgulho de cada um que pudemos acompanhar o desenvolvimento (mesmo à distância, pelas redes sociais) e observar os ganhos dos próprios pais, que sempre buscam o melhor para os filhos. Muito podemos fazer por eles! Não podemos deixar de agradecer a todas essas crianças, por tudo que nos ensinam e por nos motivarem a buscar sempre mais conhecimento! Elas nos fazem ser, todos os dias, seres humanos um pouco melhores, e não existe honra maior do que essa!

Nós, da Equipe Mayra Gaiato, temos muita esperança no futuro e sabemos que as crianças com autismo ainda nos surpreenderão muito. Ainda teremos muitas notícias, no futuro, relacionadas a grandes feitos que as crianças de que tratamos hoje farão. Temos muito orgulho da garra com a qual os pequenos encaram seus tratamentos e da força que surge deles para que não sejam tão diferentes neste mundo tão comum!

DEPOIMENTO DE PAIS – A VIDA REAL

KAKÁ – AUTISTÓLOGOS AUTISMO – SOBRE MATHEUS!

A gestação

Estava deixando o Pedro, meu filho mais velho, na escola e ele falou: "Mamãe, depois da aula precisamos ir à igreja rezar, quero pedir a Deus um irmãozinho!"

Há pouco mais de um ano eu havia sofrido um aborto espontâneo e foi uma perda muito difícil. Porém, depois daquele lindo pedido, nosso coração se derreteu! Não demorou muito e o teste de farmácia confirmou: estávamos "grávidos"!

A felicidade transbordava e tudo corria muito bem, até que comecei a perder uma grande quantidade de sangue! Surpreendentemente, fizemos um ultrassom e estava tudo bem! Estávamos felizes e radiantes, ansiosos com a chegada do nosso bebê!

Minha sogra, D. Soraya, contou que um anjinho havia "soprado" no seu ouvido que o nome deveria ser Matheus (significado: "enviado de Deus").

Os primeiros sintomas

O dia 22 de outubro de 2012 foi de grande festa! Nasceu o lindo Matheus! Um bebê gorducho, loirinho, com lindas covinhas! Era perfeito e esbanjava saúde! Um anjo caído do céu! Abriu os olhos e já amamentou na sala de recuperação! Dormia e se alimentava bem, e transcendia paz!

Cresceu forte e seu desenvolvimento foi incrível! Tudo maravilhoso!

Havia apenas uma luzinha, bem fraquinha, que piscava lá no fundo dos meus pensamentos. À medida que ele ia crescendo, eu me sentia mais insegura, tinha a impressão de que ele não gostava muito de mim!

Ao amamentar, não fixava seus olhos nos meus, nem me dava sorrisos carinhosos e carícias. Quando eu saía, ele não reclamava, nem chorava, tampouco demonstrava felicidade quando eu chegava, continuava brincando indiferente à minha presença!

Já com meu marido, ele demonstrava alegria ao encontrá-lo e tinha mais interesse em ficar perto. Divertiam-se muito fazendo brincadeiras de meninos, como pular, correr etc. Isso me deixava ainda mais insegura e jamais passou pela minha cabeça que ele pudesse ter algum problema, já que pensava que o problema era comigo!

Quando eu ia pegá-lo no colo, ele também não se antecipava levantando os bracinhos, mas, pelo contrário, se jogava para trás, evitando o contato físico! Não gostava dos meus beijos nem dos meus abraços, sempre se esquivava!

Eu o chamava para brincar, mas ele preferia brincar sozinho e eu logo desistia! Era uma criança muito feliz, admirava sua independência!

Não chorava ao acordar, muitas vezes, ficava um bom tempo no berço sozinho, sem reclamar! Achávamos aquilo incrível e maravilhoso! Que bebê anjo!

Em contrapartida, em locais barulhentos ele ficava desesperado, chorava muito!

Adorava brincar com carrinhos, virava-os de cabeça para baixo e ficava observando suas rodinhas girarem. Também adorava brinquedos com portinhas – ficava abrindo e fechando repetidamente e prestava atenção em cada detalhe!

Começou a engatinhar aos cinco meses e a andar com apenas onze! Mas, mesmo depois de muito tempo, permanecia andando na ponta dos pés.

Por volta de um ano começou a mandar beijos, dava tchau, falar "mamãe", "papai", "vovô". Mas depois parou de fazer tudo isso. E pensávamos que se tratava apenas de um bebê "preguiçoso" e, como diriam os mais antigos, que "cada um tem seu tempo!"

Por volta dos 18 meses começou a organizar carrinhos em fileiras e se interessar por blocos de montar e já aprendeu até a unir peças grandes! Muito habilidoso e organizado!

Quando queria algo, ele mesmo dava um jeito de pegar ou segurava em nosso braço nos levando até o objeto! Quando fazia isso, eu logo entendia e lhe entregava, sem esperar que pedisse verbalmente ou fizesse qualquer outro ato comunicativo. Sem perceber, cada vez mais minha iniciativa de falar com o Matheus diminuía, pois minhas falas surtiam pouco efeito com ele!

Quando o chamávamos pelo nome, ele não olhava, nem respondia, mas aquilo não me preocupava, pois eu estava segura de que ele não tinha nenhum problema de audição! Concluía que tinha apenas um ouvido "seletivo", pois quando tocava a música de abertura de seu desenho favorito, ele vinha correndo de onde estivesse!

O diagnóstico

Minha antiga vizinha e grande amiga, Dra. Maria Fernanda Martignago, é a pediatra dos meus filhos. Quando estavam no elevador, meu marido contou que estranhava que ele não atendia ao chamado do nome. Começou a chamá-lo: "Matheus! Matheus!" E ele não olhava! Até que ela fez um barulho e então ele olhou.

Já fazia algum tempo que meu marido implicava com isso e eu achava uma bobagem, pois tinha certeza de que estava tudo bem com sua audição (NEGAÇÃO)! Mas ela recomendou que marcássemos com uma fonoaudióloga de sua indicação.

Na consulta com a fonoaudióloga, ele girava a roda do carrinho e ela perguntou: "Ele sempre faz isso?"

E eu respondi: "Sim!"

E ela fez uma cara de desaprovação e anotou...

Aí ele começou a enfileirar os carrinhos e ela perguntou novamente: "Ele sempre faz isso?"

E eu respondi: "Sim!"

E mais uma vez ela anotou!

Então ele queria sair correndo da sala, e tudo se repetiu.

Saí daquela consulta "soltando fumaça", achando um absurdo ela fazer tantos julgamentos e "inventar" que meu filho estivesse fazendo algo errado! O Matheus sempre foi uma criança extremamente feliz, carismática, descomplicada, inteligente! Enfim, na minha cabeça, ela estava inventando um problema que não existia (RAIVA)!

Poucas horas depois, recebi uma mensagem da minha vizinha perguntando: "Como foi a consulta com a fonoaudióloga?"

Aquilo me deixou intrigada. Como ela sabia da consulta naquele dia? Será que de fato existia algum problema com o Matheus? Então realmente comecei a me preocupar, mas com a esperança de que ela estaria enganada!

Respondi que foi tudo bem, expliquei que ela pediu um exame de audição (Bera), mas que eu nem sabia se faria mesmo... Então ela respondeu: "Kaká, tem que fazer o exame de audição, precisamos investigar se há algum problema neurológico com o Matheus!"

Aquilo me deixou em estado de choque e, assim que as crianças foram dormir, atacamos o "Dr. Google" e todos os caminhos apontavam para o autismo! Fiquei completamente desesperada! E os casos que iam aparecendo eram chocantes! Crianças sem qualquer orientação de comportamento, que tomavam 30 banhos por dia, pais superprotetores, famílias que se isolavam completamente e nenhuma perspectiva de tratamento! Meu mundo desabou!

Falamos de nossa desconfiança e a pediatra confirmou, mas disse que, para um diagnóstico definitivo, precisaríamos consultar um neuropediatra ou psiquiatra especialista!

E para o nosso desespero não foi nada fácil conseguir uma consulta! Tivemos uma indicação em São Paulo e outra em Curitiba, mas a consulta com um demoraria seis meses e com o outro não havia nem previsão! Ficar naquela situação de dúvida, sem prumo, sem saber o que fazer, foi desesperador!

No fundo, eu tinha esperança de que elas estivessem completamente enganadas e faria de tudo para que estivessem mesmo (BARGANHA)!

Poucas semanas depois, conseguimos a consulta e fomos até Curitiba. O médico ficou observando, tentando interação com o Matheus, que desviava o olhar até mesmo de uma boneca! Quando ele confirmou o diagnóstico, eu não pude acreditar! Fiquei em estado de choque, atônita, sem reação!

Falou que o caso do Matheus era leve (embora ele não verbalizasse, o que para alguns especialistas é considerado moderado) e que deveríamos manter segredo, não falar para ninguém, para que ele não ficasse rotulado!

Quando perguntamos o que fazer, ele respondeu: "Matriculem na escola e comecem com as terapias!" Não nos deu nenhuma perspectiva, nenhuma informação, qual tratamento seria o mais indicado, quantas horas de terapia ou uma sugestão de leitura, NA-DA!

Ele jogou uma bomba no nosso colo e não haveria nada a fazer! Minha vontade era me esconder em um quarto escuro e sumir (DEPRESSÃO)!

Não conseguimos guardar esse segredo completamente, revelamos para nossos pais, avós e irmãos. Alguns não aceitaram o diagnóstico, outros minimizaram a situação, outros ficaram apavorados! Parecia que ninguém conseguia dimensionar o tamanho exato do problema! Ninguém conseguia entender o que estava acontecendo e, no fundo, nem eu estava entendendo! Cada um apresentava uma solução mágica, bombardeavam-nos de perguntas ou davam um monte de palpites, opiniões ou até mesmo críticas! Incomodava demais!

Hoje entendo que tudo que eles queriam era nos apoiar, apenas não sabiam como! É curioso como nos sentimos nesses momentos de crise profunda. Nos sentimos sozinhos, isolados e rejeitados! Mas, no fundo, somos nós que nos isolamos, que rejeitamos tudo e a todos que não estejam vivendo nosso problema ou que pensem diferente!

É como se todos estivessem errados por serem felizes, por não abandonarem suas vidas e viverem a nossa! No fundo, estão todos ali, cada um do seu jeito, cada um com sua opinião, mas o que importa é que eles estão ali e que o amor existe! E sem o amor, nada é possível! Pena que demorei tanto tempo para perceber isso!

Enfim, um *tsunami* havia passado em nossas vidas, nada fazia sentido, tudo desmoronou! Mas o futuro do meu filho estava em jogo e, mesmo sem ter forças, segui em frente!

(ACEITAÇÃO). Enfim, vivi as cinco fases do luto (negação, raiva, barganha, depressão e aceitação) e as revivi muitas e muitas vezes ao longo do tratamento! Havia momentos mais otimistas, outros mais sofridos em que os medos tomavam conta, então o ciclo do luto recomeçava de novo e de novo!

Esforçava-me diariamente para deixar prevalecer a aceitação! Entretanto, aceitar o autismo não significa ficar de braços cruzados ou aceitar seus sintomas, mas sim enfrentá-los um a um, buscando sempre a superação!

Depois do luto vem a luta!

Perdidos e sem rumo

A partir daquele dia, minha vida virou de cabeça para baixo!

Procurar a escola mais indicada, organizar uma agenda de terapias, musicalização, estudar para tentar entender o que era o autismo e, principalmente, o que eu poderia fazer para ajudar meu filho?

Quando via as pessoas conversando amenidades, outras mães "jogando conversa fora" no portão da escola, pessoas andando calmamente na rua... Tinha a impressão de que eu era o único ser no planeta que estava passando por tudo aquilo! Os problemas dos outros pareciam tão bobos! Sentia-me sozinha, queria tanto minha vida de volta!

O Pedro estudava à tarde, então matriculei o Matheus de manhã, para ter um tempo de atenção exclusiva com cada um. Tinha medo de que o Pedro se sentisse rejeitado, já que o Matheus precisava ser estimulado o tempo todo!

Embora fosse difícil não me culpar por não conseguir dar a mesma atenção ao Pedro, procurava acreditar que o plano de Deus é perfeito e que tudo daria certo! Além disso, programei uma viagem curta só para nós dois, esperando que ele percebesse o quanto era especial para mim! E foi maravilhoso, muito importante para fortalecer nosso vínculo, restabelecer sua autoestima e até mesmo para recompor minhas energias!

Mergulhei nos livros, *sites*, mas não encontrava nada além de sintomas, causas e depoimentos muito tristes! Um livro após o outro e decepção seguida de decepção! Eu não queria saber a origem do autismo ou os sintomas nem ouvir histórias tristes! Tudo que eu queria era ter forças para lutar pelo meu filho e encontrar respostas. Como ajudá-lo? Existia alguma perspectiva de tratamento?

Um universo completamente diferente, com novas pessoas, novo vocabulário (ecolalia, estereotipias etc.) e uma agenda completamente lotada! E o coração tomado de medo! Estávamos fazendo tudo aquilo, mas sem qualquer perspectiva, afinal, autismo não tem cura!

Mas eu tinha muita esperança e a convicção de que, de alguma forma, encontraria um caminho!

Até que me deparei com um livro chamado mundo singular! O livro era completamente diferente! Tratava o autismo com naturalidade e leveza, apontava casos mais leves (semelhantes ao do Matheus) e demonstrava a evolução dos pacientes, dando dicas práticas para os pais e muita esperança!

Aquele livro me deu um prumo na vida e muita força para lutar! Meu marido dizia: "Vamos procurar essa terapeuta!" Mas eu imaginava que isso seria impossível, que devia ser uma profissional completamente inacessível!

Poucos meses depois, tivemos que sair correndo para o pronto-socorro, pois o Matheus teve uma traqueobronquite gravíssima e ficou três noites internado! Mas havia algo maravilhoso naquilo tudo! Como ele estava muito fraquinho, pude passar aqueles três dias com ele grudado em meus braços! Pude lhe dar muito carinho, olhar em seus olhos, tudo o que eu não conseguia fazer quando ele estava bem!

Graças a Deus ele se recuperou 100% e passou a aceitar um pouco mais o contato físico. Lembro como se fosse hoje as primeiras vezes que consegui assistir TV com sua cabecinha envolta nos meus braços. Mesmo que fossem só alguns segundos, sentir o seu cheirinho, seu amor, parecia um sonho para mim!

A esperança

Fevereiro de 2015 chegou e, com ele, aproximava-se o dia da consulta com o outro neurologista, o de São Paulo, Dr. Erasmo Barbante Casella.

Eu estava cheia de esperança, mas a consulta era cara e ainda tínhamos que arcar com todas as despesas da viagem! Nunca havíamos viajado de avião com o Matheus, pois ele não parava quieto em locais públicos e tinha dificuldade com mudanças na rotina! E o pior é que nossas despesas já estavam "na lua" com tantas terapias e tratamentos!

Meu marido sugeriu que desmarcássemos, pois o Matheus estava se desenvolvendo muito bem, além de ter uma viagem profissional programada para a mesma data!

Mas eu queria uma segunda opinião e o Dr. Erasmo era considerado um dos melhores do país e havíamos esperado seis meses por essa consulta! As discussões começaram a se tornar uma rotina, pois havia muito a enfrentar! O André parecia estar bem mais tranquilo, mas eu estava desesperada! Procurávamos sempre chegar a um denominador comum e nos unir, mas realmente não era nada fácil!

Bati o pé e disse que eu iria, nem que fosse sozinha! O Matheus era hiperativo e eu não conseguia nem imaginar como seria todo aquele processo de aeroporto, viagem de avião e dormir em um local estranho, mas estava disposta a enfrentar! Ele acabou concordando e fomos juntos!

Entramos no consultório e Dr. Erasmo já me conquistou no primeiro olhar! Confirmou o diagnóstico, mas disse que o caso dele era tranquilo, que, apesar da baixa intensidade do tratamento que estava sendo aplicada até então, ele já estava respondendo muito bem e que, se fizéssemos ABA todos os dias, ou ele melhoraria muito – a ponto de ter uma vida funcional e independente, ou até poderia sair do espectro!

Meu coração se encheu de alegria e esperança! Eu não sabia o que era ABA, muito menos "sair do espectro", mas imaginei que era algo muito bom e faria de tudo para que isso acontecesse!

A grande virada

Dr. Erasmo havia passado uma lista de terapeutas que aplicavam ABA. Procurei vídeos na internet para ver do que se tratava, achei coisas horríveis, terapias chatas, crianças robotizadas! Mas se a esperança do meu filho dependia daquilo, eu não questionaria!

Todos os terapeutas indicados eram de São Paulo, e estávamos dispostos a nos mudar se fosse necessário! Nem sabíamos como faríamos isso, mas, enfim, daríamos um jeito! Tínhamos um objetivo, uma esperança!

Liguei para o primeiro nome da lista: "Oi, estou na Europa por alguns meses, não posso atender vocês!"

O segundo estava nos Estados Unidos, não tinha data para voltar! O terceiro nome da lista era a psicóloga Mayra

Gaiato. Liguei para o celular indicado, que foi prontamente atendido! Falei que gostaria de marcar uma consulta com a doutora, e ela disse: "Oi, sou eu! Quando vocês podem vir? Querem vir semana que vem?"

Achei aquilo muito estranho! Uma terapeuta que atende tão rapidamente e se coloca assim à disposição? Então expliquei que não morávamos em São Paulo e não sabíamos como faríamos para realizar o tratamento, questionei se teríamos que nos mudar para lá.

Ela explicou que nos daria um treinamento, que faríamos uma primeira consulta e depois alguém de sua equipe poderia vir, de tempos em tempos, para a nossa cidade, que poderíamos dar continuidade com ela via Skype, ou ir periodicamente a São Paulo.

E quanto mais ela facilitava as coisas, mais eu desconfiava de sua competência! Até que ela me perguntou se eu já havia lido seu livro. E eu perguntei: "Que livro?"

"*Mundo Singular*"!

Naquele momento, os céus se abriram! As peças do quebra-cabeças se encaixaram! A terapeuta que seria responsável pelo tratamento do meu filho era autora do livro que eu mais tinha amado!

Foi aí a grande virada! Assim que a Mayra entrou nas nossas vidas, tudo que era dor e sofrimento começou a se transformar em uma sucessão de alegrias e vitórias!

A questão financeira ainda era uma grande preocupação! Mas meu avô se ofereceu para arcar com a metade de todas as despesas do tratamento do Matheus! Passado algum tempo, meu sogro também se ofereceu para pagar 1/4 das despesas. Portanto, restava para nós apenas 1/4 de tudo! Aquilo tornou tudo infinitamente mais acessível! Mesmo assim, os gastos eram estratosféricos e pesavam demais no orçamento, mas eu venderia até a alma para salvar o Matheus!

Nós tínhamos plano de saúde e poderíamos ter reivindicado a cobertura total do tratamento, mas na época eu desconhecia os direitos das pessoas com autismo! (De acordo com as Leis 12.764/2012 c/c 9.656/1998 e conforme a Súmula 302 do STJ, cabe ao plano de saúde arcar com todas terapias prescritas pelo especialista, sendo abusiva a cláusula que limite o número de sessões.)

A revelação

Ao conhecer a Mayra fiquei completamente encantada! Ela nos deu milhões de dicas, muito suporte, muita paz! Tinha uma resposta, uma solução para tudo e o fazia com muita leveza e amor! Sentíamos-nos protegidos, compreendidos, motivados e acolhidos por alguém que sabíamos que mudaria nosso futuro e, principalmente, o futuro do nosso filho amado!

Tanto ela quanto Dr. Erasmo concordavam que não fazia o menor sentido manter segredo quanto ao diagnóstico! Explicaram que com o tempo os sintomas ficariam mais claros e as pessoas acabariam percebendo e comentando. Ambos abordavam o assunto com tanta naturalidade que o autismo deixou de ser aquele bicho de sete cabeças. Continuava sendo muito assustador, mas já não parecia tão nocivo quanto antes!

Percebi que não havia nada a esconder! Por mais que quisesse proteger meu filho, aquilo era uma grande bobagem! Há algum tempo ninguém falava a palavra "câncer" também, mas hoje sabemos que o câncer tem altos índices de cura e que, quanto antes é feito o diagnóstico, quanto mais se falar no assunto, enfim, quanto mais informação, melhor!

Percebi que, ao esconder, eu mesma estava agindo com preconceito! Só mantemos em segredo algo que consideramos feio, errado! Como poderia esperar um mundo acolhedor, que aceitasse as diferenças, se eu mesma não estava aceitando plenamente? E mais uma vez repito: aceitar não significa ficar de braços cruzados, mas lutar e agir!

Não fazia sentido esconder! O que eu precisava era mudar o mundo, combater o preconceito, acabar com aquela imagem que eu mesma tinha! E preconceito se combate com informação, então passei a falar de autismo 24 horas por dia!

Aquilo para mim foi libertador! Passar por uma mudança tão radical na vida, por momentos tão desafiadores e não poder contar para ninguém era aprisionador! Eu sempre valorizei as diferenças, sempre amei ser diferente!

Nasci com um pé diferente, meu pé esquerdo era muito torto e sem alguns dedinhos. Quando era criança, fiz cirurgias, fisioterapia, usei botinhas, gessos, mas a questão sempre foi tratada pelos meus pais, pela minha família, com a maior naturalidade do mundo! O primeiro médico chegou a falar para a minha mãe que eu jamais andaria, mas ela nunca desistiu! Meu pai, que é ortopedista, fez especialidade em pé só para tentar resolver meu complicado caso! Quantas vezes minha vó Linda me levou ao hospital para colocar gesso! E com um ano e quatro meses comecei a andar!

Eu tinha orgulho de ser diferente, realmente me sentia especial por isso! Minha irmã Monique conta que quando era criança queria ter um pezinho igual ao meu, pois parecia uma nuvenzinha! Enfim, todos na família tratavam o assunto com o maior carinho, mas sem pena, tanto que quando chegavam na escola para me buscar, lá estava eu sem sapato, "exibindo" meu pezinho diferente para alguém! Até hoje tenho dificuldade com calçados, sinto dores, não tenho o pé perfeito, mas valorizo toda minha superação! Valorizo demais o fato de poder andar, correr!

Tenho certeza de que passar por todos esses desafios me tornou uma pessoa melhor, mais humana! Aprendi a me valorizar, me aceitar e me amar do jeito que eu sou! Desde pequena aprendi a conviver com a dor e não dar tanta importância para isso, procurando olhar sempre para o que a vida tem de bom, ao invés de valorizar aquilo que não é perfeito! Aliás, ninguém nesse mundo é perfeito, não é?

O início do tratamento intensivo

Pouco depois da consulta em São Paulo, a Mayra enviou uma terapeuta de sua equipe, a Mari, para a nossa casa para que pudesse nos treinar, avaliar o ambiente etc. Fiquei muito ansiosa, uma explosão de emoções!

Apesar de toda a alegria de iniciar o tratamento com força total, os medos também me assombravam! Será que nós aprenderíamos? Será que não seria melhor mudar para São Paulo? Será que o Matheus se desenvolveria? Ele aguentaria tantas horas de terapia?

Ela começou a aplicar ABA no Matheus. Pedia para ele sentar e ele se levantava, chorava e se debatia. E ela, com a maior calma do mundo, sem dar a menor atenção para aquela birra, trazia-o cuidadosamente de volta e falava: "Matheus, bumbum no chão!"

Enquanto minha razão me dizia que aquilo era importante, meu instinto só queria poupar meu filho daquela tensa situação! Até que, finalmente, ele desistiu de sair, obedeceu e ficou sentado!

Mas, então, ela começou um novo desafio, o olho no olho! Ela ficou simplesmente uma meia hora tentando fazer com que o olhar dele cruzasse com o dela! Mas ele não olhava de jeito nenhum! Ela colocava suas mãos ao lado dos seus olhos, reduzindo o campo visual, mas parecia que nada adiantava!

Que vontade de desistir!!! Eu segurava as palavras na minha boca: "Ele não gosta de fazer contato visual, pois não sabe fazer isso, deixe meu filho em paz!"

Até que ele cruzou o primeiro olhar! E com a maior felicidade do mundo, ela fez festa, deu parabéns e assim continuou! Foi então que comecei a entender como funcionava o tratamento e perceber que aquilo tudo era necessário e que daria certo!

Começamos a ir a São Paulo periodicamente! Se a minha vida já era um cronômetro, agora então parecia que o dia havia encolhido! Além de toda a agenda apertada, o revezamento com as crianças, tinha que receber o treinamento, organizar as viagens, ir regularmente a São Paulo, providenciar os materiais e, além de tudo isso, aplicar todos os dias as terapias em casa!

Não era nada fácil todas aquelas viagens com o Matheus, chegar a São Paulo cansado, enjoado e ainda ter de encarar tantas horas de terapias intensivas, mas ele passou a desabrochar! Começou a nos surpreender todos os dias, a verbalizar espontaneamente, fazer contato visual, aceitar melhor a interação, e até a nos procurar para brincar junto!

Então uma onda de felicidade e esperança começou a tomar conta de mim! As primeiras palavras, nossas primeiras vezes brincando juntos, as primeiras vezes que ele vinha compartilhar algo conosco. Cada conquista era uma grande vitória!

Eu não desgrudava do Matheus nem um segundo do dia! Sempre estimulando, exigindo, conversando! Meu marido falava que quando ele ia dormir, devia pensar: "Ufa, finalmente me livrei da minha mãe!"

Por mais que meu filho me odiasse por exigir tanto dele, por não deixá-lo isolado como era mais "confortável" para ele, por não deixá-lo fazendo suas repetições ou sem ter que verbalizar, exigindo que cumprimentasse a todos etc., eu tinha a convicção de que tudo aquilo era o melhor para ele! Mesmo que pensasse que eu era a pessoa mais chata desse planeta, tudo valeria a pena se ele pudesse ter uma vida melhor, mais feliz! Um dia ele haveria de entender que fiz tudo por amor!

A todo o momento repetia para mim mesma que jamais deveria colocar expectativas sobre o Matheus, mas queria estar convicta de que no futuro olharia para trás e teria a plena certeza de que tinha feito simplesmente tudo que estava ao meu alcance! Se antes minhas esperanças eram infundadas e tomava toda minha dedicação, agora a única coisa que me importava na vida era salvar meu filho!

Eu tinha a sensação de que havia uma bomba-relógio pendurada no meu pescoço, pois, para que atingíssemos seu potencial, era necessário correr contra o tempo! Quanto antes fosse trabalhada cada questão, melhores seriam os resultados! Eu tinha aquele período para "desativar a bomba"! Mas agora estava tudo valendo a pena!

Então, todo o resto me parecia uma perda de tempo! Festas, almoços, passeios, viagens. E ouvia alguns comentários – que eu estava chata, que estava exagerando, que ficaria doida! E por mais que eu estivesse mesmo, eu tentava disfarçar, não queria que ninguém descobrisse! Procurava passar a impressão de que estava bem, pois um de meus maiores medos era que aquilo tudo acabasse com meu casamento! Ouvia índices altíssimos de divórcio nas famílias que tinham que enfrentar o autismo e eu não queria perder o amor da minha vida!

Eu era praticamente uma criança, tinha apenas 13 anos quando minha irmã Monique chegou em casa e disse: "Kaká, hoje conheci o amor de sua vida!" Marcamos um encontro às cegas e, assim que o conheci, fiquei completamente apaixonada! Foi amor à primeira vista! Demorou algum tempo para o namoro deslanchar, mas nosso amor era avassalador, eu me sentia a pessoa mais feliz do planeta! Éramos muito jovens e imaturos e, após alguns problemas, acabamos terminando o namoro.

Eu nunca o havia esquecido, ele era aquela imagem do namorado perfeito, que me valorizava e me entendia! Ao lado dele, podia ser eu mesma e nunca mais havia sido tão feliz, tão plena! Até que um dia recebi um *e-mail* relembrando os velhos tempos, o quanto éramos felizes... Eu tinha 28 anos e um pouco mais de maturidade! Fomos conversando *on-line*, até que ele apareceu em plena terça-feira chuvosa! Desde aquele dia, nunca mais nos desgrudamos!

Meu marido sempre foi meu grande parceiro, meu melhor amigo, e mesmo discordando em vários aspectos, apesar de muitas discussões, no final, acabávamos sempre nos entendendo e nossa relação foi ficando cada vez mais sólida! Em meio a toda crise, procuramos ficar cada vez mais unidos!

O Autistólogos

Eu vivia falando para a Mayra que ela precisava ficar muito famosa, pois poderia transformar a vida de milhares de famílias que estavam passando pelo mesmo que nós! O mundo precisava de informação e esperança!

É claro que eu estava sobrecarregada física e emocionalmente. Minha vida se tornou uma incessante busca por informações e planejar formas de colocar em prática o plano traçado pela Mayra!

Foi então que eu tive a ideia de tornar essas informações públicas. Se esse tratamento era tão efetivo, tão revolucionário, e ao mesmo tempo tão simples (apesar de exigir tanto de nós), o mundo precisava conhecer!

E apesar de não saber como fazer isso e mesmo sem tempo livre, pedi para meu marido me ensinar a criar um *site*. A partir de então, comecei a filmar alguns estímulos que fazíamos em casa e a escrever tudo que estava aprendendo. E então surgiu o <www.autistologos.com>.

A escola

Na época em que matriculamos o Matheus na escola, assim que recebemos o diagnóstico, havíamos sido orientados pelas terapeutas de nossa cidade a não revelar o autismo.

O objetivo era que a escola fizesse uma análise do Matheus sem tal influência, que tirassem suas próprias conclusões. Poucos dias se passaram e nos chamaram para nos alertar que o Matheus se isolava dos amigos, não atendia aos comandos da professora etc. Disseram que já haviam recebido crianças com autismo e no início pareceram ser receptivos, mas, infelizmente não estavam muito preparados!

Por outro lado, a professora Sharon, mesmo tão jovem, mesmo sem qualquer treinamento anterior, mesmo sem nos conhecer até então, recebeu o Matheus e todos os seus desafios como sua missão de vida!

Sempre esteve disposta a nos ouvir e a fazer tudo pelo seu desenvolvimento! Assim que começamos o tratamento com a Mayra, foi 100% receptiva aos treinamentos. Sempre compreendeu, se esforçou, realizou! Agia não só com a razão, mas com seu coração gigante! Mergulhou de cabeça nesse oceano azul e não sossegou até ver o Matheus fazendo amigos, participando de tudo, fazendo as refeições na escola! São seres assim que transformam o mundo e a querida professora Sharon certamente transformou o nosso!

Mas uma professora com tantos alunos em idade pré-escolar, mesmo tendo uma ajudante, não é capaz de atender todas as demandas de uma criança com autismo e, aliás, nem deveria! O Matheus precisava de um suporte maior, alguém que fizesse as interferências necessárias. Então, Mayra recomendou que ele tivesse uma auxiliar terapêutica em sala de aula.

A escola ficou irredutível! Argumentava que ter uma auxiliar só aumentaria sua dependência, sugerindo que a auxiliar fosse uma espécie de "babá"! Por mais que eu explicasse que o objetivo seria precisamente o contrário, que a auxiliar terapêutica deveria apenas agir como uma "sombra", dando a menor ajuda possível e que essa ajuda seria cada vez menor, até que ele adquirisse total independência, insistiam em negar nossa solicitação!

Ainda que nos oferecêssemos a arcar com os custos, não aceitavam (de acordo com a Nota Técnica do MEC 24/2013, cabe à escola arcar com esse custo).

Então, por orientação também da Mayra, solicitamos uma prescrição médica do neurologista, Dr. Erasmo, que concordou e prontamente a elaborou. Com a recomendação médica por escrito, a escola resolveu ceder parcialmente e permitiu que uma professora de seu quadro recebesse o treinamento da equipe terapêutica e o auxiliasse apenas seis horas por semana. Mas essas seis horas semanais foram primordiais e, em pouco tempo, ele já não precisou mais!

A questão social com os pares sempre foi o maior desafio, ele se isolava completamente! Quando chegávamos para buscá-lo, ele estava lá na janela, sozinho, olhando para o nada! Pedíamos para professora levá-lo sempre de volta para a mesinha redonda, junto com os amiguinhos, nem que tivesse que fazê-lo mil vezes, e assim ela fez! A partir de então ele passou a aceitar ficar na mesinha redonda junto com todos, mas virava seu rosto completamente para trás, evitando o contato visual e a interação. Muito embora sua evolução estivesse incrível, a interação com os amigos de sua idade parecia algo impossível!

Foi aí que eu me dei conta que poderia ser demais para ele interagir com aquele grupo numeroso de crianças de uma vez só! E o pior é que ele entrou na escolinha quase no fim do ano, quando já estavam todos bem entrosados, enquanto ele era um "peixe fora d'água".

Imaginei que, se ele formasse vínculos individuais, poderia se sentir mais confortável em grupo! Por exemplo, quando chegamos a uma festa, enquanto estamos sozinhos, geralmente ficamos constrangidos, ansiosos, não sabemos o que fazer, onde sentar ou com quem falar! Mas, assim que encontramos um amigo, sentimo-nos mais seguros, à vontade!

Então pedi para a professora que, ao longo de cada semana, o Matheus fizesse dupla com o mesmo(a) amigo(a) e que estimulasse a interação com ele(a), de segunda à sexta, nem que fossem apenas 15 minutos por dia, tanto no parque como no intervalo, na hora do lanche, das atividades! E que na semana seguinte fizesse o mesmo com outro amigo, e assim por diante. E a estratégia foi certeira! Em poucos dias, o Matheus começou a formar vínculos e a fazer amizades!

Quando a professora Sharon me contou que ele tinha interagido pela primeira vez, não tive dúvidas, literalmente beijei seus pés! Mais ninguém no mundo poderia fazer aquilo pelo Matheus, por nós, e ela fez! Ela foi incansável, uma heroína! Aquilo, com certeza, foi um divisor de águas! A partir de então a interação com os amigos deslanchou e ele passou a ter muito mais oportunidades de aprendizagem e troca com seus pares!

Logo que criei o *site* (www.autistologos.com), mandei uma mensagem no grupo de WhatsApp de mães da escola, contando que o Matheus tinha autismo. Expliquei que eu era mãe, que entendia que elas poderiam ficar apreensivas, mas que ele não era agressivo e não haveria nada a temer! Então as convidei para visitar o *site* e conhecer um pouco mais de nossa história e me coloquei à total disposição caso elas tivessem qualquer dúvida. E essas mães sempre foram maravilhosas comigo e com o Matheus!

Tanto as mães quanto os amiguinhos sempre foram incríveis e essenciais para sua inclusão em todos os sentidos, para seu desenvolvimento! Em especial a Cecília, que na fila explicava: "Matheus, tem que dar a mão!", e esperava pacientemente até que ele o fizesse, buscava, chamava, ajudava! Era sempre ela a parceira de coreografia das apresentações, sempre ensinando, mesmo quando ele queria fugir o tempo todo! Jamais esqueceremos essa pequena princesa, de olhos grandes e coração gigante! São anjos assim que aparecem no nosso caminho e transformam nossa vida!

E com tantos desafios e uma grande coleção de conquistas, antes de completar seis anos, o Matheus já estava completamente alfabetizado, bem à frente de seus coleguinhas de sala! E hoje tem muitos amigos! Fico emocionada cada vez que chego na escola e eles vêm correndo para abraçá-lo! Que felicidade!

A evolução do Matheus

Os meses se passaram. No início, íamos a São Paulo uma vez por mês, depois a cada um mês e meio, dois meses e assim por diante. Os objetivos iam ficando cada vez mais refinados e exigiam mais tempo de dedicação para, então, voltarmos à Mayra para uma nova avaliação e traçar novos objetivos e estratégias.

Ela nos chamava ao final da consulta com o Matheus para assistir e saber como fazer e reproduzir em casa o que havia sido aprendido na terapia.

Quando chegava em minha cidade, comprava ou criava os materiais para aqueles objetivos, montava um roteiro para a semana e, no início, era eu mesma quem aplicava um hora de método ABA todos os dias em casa. Mas não era fácil, pois já o estimulava o tempo todo! No caminho para a terapia, para a escola, na hora do banho, enquanto assistia um desenho, enquanto estava brincando, enfim, em todos os momentos, procurava estimulá-lo em todos os sentidos, em especial sua linguagem e interação!

Como estava muito sobrecarregada e emocionalmente pesava demais para eu ficar exigindo resultados dele nas terapias, contratei pessoas inexperientes e sem formação para fazer a aplicação em casa. Eu mesma os treinava, organizava e monitorava tudo.

Passávamos os objetivos traçados também para as terapeutas de minha cidade, que atendiam o Matheus duas vezes por semana, em consultas de 45 minutos cada. Elas também nos ajudaram a colocar o programa em prática e vencer uma série de desafios! No total, o Matheus fazia cerca de dez hora de terapias estruturadas por semana.

Para que entendesse sua rígida agenda, fizemos um quadro de rotina com fotos do Matheus em cada situação do dia (hora da mamadeira, de escovar os dentes, da escola etc.). Assim ele começou a apresentar menos resistência, pois poderia prever e se organizar mentalmente.

Nas terapias, aplicávamos o ABA em uma versão mais clássica, assumíamos a posição de liderança, dando

COMANDOS ao Matheus, exigindo o cumprimento dos mesmos (ainda que com AJUDA) e dando REFORÇO de eletrônico ao final, fazendo com que ele permanecesse sentado no chão ou na mesinha.

Tirávamos ele de suas brincadeiras ou até mesmo do soninho e dizíamos: "Está na hora do ABA!" Muito embora procurássemos fazer tudo da forma mais prazerosa e divertida possível, é claro que ele odiava! Principalmente no começo, quando saía correndo, chorava, esperneava! Mas nunca cedemos! Sabíamos que aquilo tudo era para o seu bem!

Na rotina, por outro lado, mesmo sem conhecer na época, eu aplicava um ABA mais naturalístico, seguindo a LIDERANÇA do Matheus nas brincadeiras, dando REFORÇOS sociais e fazendo atividades interessantes para ele, encerrando sempre a brincadeira quando ele não tivesse mais interesse e recomeçando outra!

E com dez horas de terapias estruturadas na semana, a escola treinada e sendo estimulado todo o tempo restante, os resultados começaram a aparecer!

Matheus antes e depois

Grandes mudanças foram conquistadas com o tratamento. Com passinhos de formiga – como sempre dizia a Mayra – chegamos muito, muito longe!

Andar nas pontas dos pés: o Matheus andava nas pontas dos pés e, então, falávamos: "Matheus, pé no chão!", e, gentilmente, empurrávamos o seu calcanhar para baixo. Trabalhávamos também com as questões sensoriais táteis, com um terapeuta ocupacional, fazendo-o ter contato com massinha, cola, tintas e outros materiais. E assim, com o tempo, ele começou a andar normalmente.

Apontar: o Matheus não apontava para os objetos e passou a fazê-lo naturalmente. Apontar é uma forma de linguagem não verbal, que é pré-requisito da linguagem verbal, por isso é tão importante trabalhar esse aspecto.

Treinávamos diariamente até ele aprender. Falávamos: "Matheus, aponte para a TV!" E, segurando a ponta de seu dedo indicador, o levávamos até a TV, encostando o dedo (para ele entender que aquilo era a TV!). Na segunda vez, segurávamos apenas a ponta do dedo sem encostar. E, assim, repetíamos com diversos objetos.

Cada vez que ele apontava algo, mesmo que fosse com ajuda total, dávamos um reforço, como alguns segundos assistindo seu desenho favorito no *tablet*, por exemplo. E então ele começou a apontar espontaneamente!

Contato visual e atender a chamados: o Matheus não fazia contato visual nem atendia ao chamado pelo nome. E como o olhar é a chave para interação social e pré-requisito para a linguagem, trabalhávamos pelo menos 20 minutos por dia nesse sentido. Com o tempo, ele passou a fazer contato visual naturalmente!

Como na época não conhecíamos modelos mais naturalísticos do ABA, fazíamos repetidamente exercícios de chamá-lo e dar reforço sempre que ele olhava. Era muito chato e maçante fazer aquilo durante 20 minutos todos os dias, tanto para ele quanto para nós. Hoje a literatura apresenta formas muito menos invasivas de trabalhar o olhar, mas deu certo e valeu a pena!

Atenção compartilhada: ensinando-o a atender ao chamado do nome com distrações (enquanto assistia um desenho, por exemplo), o Matheus aprendeu também a compartilhar a atenção entre as pessoas e os objetos.

Imitar: o Matheus não imitava. E uma grande via de aprendizado se dá por observação e imitação, por isso é tão importante ensinar a criança a imitar, para que tenha oportunidade de aprender em todas as situações comuns do dia a dia, imitando sua família e amigos na conversa e nas demais situações sociais.

Treinávamos diariamente até ele aprender. Falávamos: "Matheus, faz igual!" e fazíamos algum gesto simples, como tampar os olhos e então pegávamos suas mãos para fazer o movimento igual.

À medida que ele ia aprendendo, tornávamos a imitação mais difícil, até que ele ficou "afiado" na imitação e começou a imitar naturalmente!

Falar: o Matheus, que não falava simplesmente nenhuma palavra quando foi diagnosticado, começou a verbalizar cada vez mais.

Assim que começamos o tratamento intensivo e ele começou a falar algumas palavras, a Mayra nos instruiu que, a partir de então, sempre que ele quisesse algo, teríamos que exigir que ele falasse, dando o modelo da resposta. Por exemplo, "Matheus, você quer o carrinho, então fale: "CAR-RI-NHO"!" No início foi muito difícil, mas em pouco tempo ele começou a falar espontaneamente e de fato a se comunicar! Foi um grande passo, uma grande vitória!

E então a segunda etapa foi introduzir conversas. Treinamos perguntas frequentes como: "Qual seu nome? — Quantos anos você tem? — Qual o nome do papai?" Dávamos o modelo da resposta e o fazíamos repetir como um papagaio, até que conseguisse falar sozinho!

Além disso, sempre que chegava à escola para buscá-lo, perguntava à professora o que ele tinha comido, o que tinha feito etc. E quando chegávamos ao carro, eu perguntava:

"Matheus, o que você comeu na escola?" No início ele não falava nada, então eu dava o modelo da resposta e pedia para ele repetir ("feijão"). Então perguntava novamente e esperava ele responder e, caso não respondesse, pronunciava o início da palavra para ele completar ("fei...?"), até que respondesse sozinho.

Com o tempo, ele foi entendendo e desenvolvendo sua linguagem, até que chegou à última etapa – relato de fatos passados! E cada vez nos surpreendia mais, falando espontaneamente, formando frases complexas, conversando! Hoje em dia fala "pelos cotovelos"!

Cumprimentar: antes o Matheus não beijava, evitava ao máximo o contato físico e também não fazia o movimento de dar tchau com a mão. Trabalhando muito a questão sensorial e entendendo que não se tratava de ele não querer o contato, mas de não saber lidar com as questões sociais, começamos a exigir mais nesse sentido!

Quando chegava à casa dos avós, por exemplo, dizíamos: "Vai dar um beijo no vô e na vó!" Se ele não fosse, fazíamos cumprir! E claro que isso causava a maior confusão! Ele queria sair correndo, mas a gente bloqueava e não permitia que fizesse nada até que fosse cumprimentar os avós! E eles ficavam constrangidos, diziam: "Não precisa!" Mas sempre esclarecíamos que aquilo era muito importante para seu desenvolvimento, que aquele era um ambiente seguro no qual ele poderia chorar e espernear e que todos compreenderiam! E assim, com o tempo, o Matheus aprendeu a dar oi, tchau e dar beijo! Hoje cumprimenta espontaneamente a todos!

Passeios: antes eu não podia nem pensar em fazer um passeio sozinha com ele! Dar uma volta no *shopping*, ir ao mercado, tudo isso era um grande desafio! Ele saía correndo e ninguém o segurava, era um perigo!

Então, quando ele ainda era pequeno, começamos a levá-lo no carrinho de bebê, fechando o cinto. Ele sempre queria sair, é claro! Então, combinávamos: "Matheus, vamos soltar você, mas caso saia correndo, você vai voltar para o carrinho!" E assim fomos treinando, até que ele entendeu que não podia mais fazer aquilo!

Para ficar sentado na mesa do restaurante valia tudo! *Tablet*, desenho, joguinhos, tudo que contribuísse para ele permanecer sentado. Além disso, como tinha que permanecer sentado nas terapias, foi se acostumando.

Atualmente, ele sabe esperar nas filas, sair da rotina tranquilamente, permanecer sentado etc.

Comandos: antes do tratamento, o Matheus não atendia a qualquer comando. Então começamos a treiná-lo, inicialmente com COMANDO simples (por exemplo, "— Matheus, pegue a chave"!), dando a AJUDA necessária (pegando em sua mão e fazendo cumprir) e dando REFORÇO.

Aos poucos fomos tornando o desafio cada vez maior e ele começou a atender os comandos naturalmente!

Interação: O Matheus se isolava completamente! Antes de receber o diagnóstico, eu achava que era positivo ele querer brincar sozinho! Mas depois entendi que era uma dificuldade a ser vencida!

Então passei a "persegui-lo" dia e noite! Se ele estava brincando de algo, lá estava eu me metendo na brincadeira! Eu fazia simplesmente de tudo para me tornar a mais atraente e divertida possível! E no começo ele ficava bravo, depois me ignorava! Mas, com o tempo, começou a curtir e passou a adorar brincar junto e até começou a nos procurar para brincar!

Flexibilidade mental: tudo tinha que se repetir de forma igual, seguir o mesmo roteiro! Certa vez, decidimos passar férias fora de casa e tudo ia bem. Ele já fazia tratamento há pouco mais de um ano. Entre o apartamento e a piscina, todos os dias, o Matheus queria fazer exatamente o mesmo percurso. Era um condomínio cercado de prédios baixos e área comum no meio. Então resolvi enfrentar e disse: "Não, hoje vamos por aqui!" Simplesmente o mundo parou! Ele chorava tanto que as sacadas começaram a se encher de gente! Mesmo com a maior plateia que eu já havia enfrentado, segui firme e fiz um caminho diferente daquele que ele queria repetir sempre, levando-o por trás, sem falar nada e fazendo cumprir meu comando!

Como sempre nos dizia a Mayra: "Ordem dada, ordem cumprida!" E assim foi! Aquela terrível experiência, somada a tantas outras e hoje sua mente está bem mais flexível! Inclusive, atualmente, sempre me pede para passarmos por diferentes ruas quando estamos indo ou voltando para casa!

Estereotipias: Mesmo antes do início do tratamento, o Matheus fazia poucas estereotipias. O *flapping* (balançar as mãos) sempre foi sua estereotipia "favorita". Além disso, girava as rodinhas, abria e fechava portinhas, girava em torno de si mesmo. Hoje em dia é muito raro acontecer.

Ecolalia tardia: na época em que adquiriu a linguagem verbal, o Matheus fazia muita ecolalia imediata (repetir a palavra assim que alguém a pronunciasse) e tardia (repetir algo dito há algum tempo), mas dando contexto às suas ecolalias e com o desenvolvimento da linguagem, atualmente é muito raro acontecer.

Sintomas que persistem: há, ainda, algumas características muito leves que persistem, mas que não prejudicam mais seu desenvolvimento!

O irmão

O Pedro simplesmente é o melhor irmão que o Matheus poderia ter! Nunca deu moleza para suas manhas, nunca cedeu às suas "maluquices", mas, por outro lado, sempre teve a maior paciência e amor que alguém pode esperar nessa vida!

Foi o melhor professor, o maior parceiro das brincadeiras, o melhor terapeuta, o melhor amigo! Nem sei quantas vezes o Pedro, literalmente, salvou a vida do Matheus – quando ele corria para o mar perigoso, uma escada rolante, uma rua movimentada! Tão pequeno, mas com uma missão tão grande! E ele cumpriu sua missão com louvor! Como tudo que faz em sua vida, tirou nota dez, com uma estrela gigante, que ficará para sempre gravada nesse coração de ouro cravejado com brilhantes!

O grande dia

Passados quase dois anos de tratamento intensivo, pouco antes de completar quatro anos, voltamos para uma consulta de rotina com Dr. Erasmo.

Após muita conversa, ele falou: "Eu não sei o que vocês estão fazendo aqui! O Matheus está ótimo! Vocês não precisam mais voltar!" Ele saiu do espectro do autismo.

Esse momento é simplesmente IM-POS-SÍ-VEL descrever! Foi o melhor dia da minha vida!

Todas as noites mal dormidas, todas as discussões, todo o estudo, o empenho, todas as vezes que fui tachada de chata, de louca, de exagerada, cada choro do Matheus resistindo às terapias, tudo, simplesmente TU-DO valeu a pena!

Todo sofrimento se transformou em uma avalanche de felicidade! E hoje em dia valorizo cada olhar, cada palavra, cada abraço do Matheus! Coisas que pais de crianças neurotípicas não dão praticamente nenhum valor são tudo na nossa vida! Aprendi que devemos valorizar as coisas mais simples, pois são as mais maravilhosas também!

É claro que os medos sempre nos rondam e há alguém para dizer: "Você vai ver quando chegar à adolescência!" Tudo bem! O futuro a Deus pertence! No futuro eu acredito inclusive que descobrirão a cura do autismo. Aliás, Dr. Alysson Muotri já está chegando muito perto disso! Mas o que importa agora é que fizemos grandes conquistas e que, pelo menos por agora, está tudo bem, tudo muito melhor do que poderíamos imaginar!

E a partir de então, minha luta, meu sonho de tornar o tratamento do autismo acessível a todos está ainda maior! Atualmente, além do *site* e canal do YouTube, escrevo para o Instagram @autistologos_autismo, procurando levar o máximo de informações, especialmente para pais, como podem intervir no tratamento dos filhos, como estimular, os direitos e muito mais!

E se chegamos aqui, devemos simplesmente tudo a esse ser humano incrível, essa profissional incansável, carismática, alto-astral, linda, que sempre tem uma palavra de conforto, essa gênia que sempre tem uma solução para todos os problemas! Nossa querida mestre é essa pessoa incrível, que se tornou o maior nome no tratamento do autismo no Brasil! À nossa querida Mayra Gaiato, nossa gratidão eterna!

Para terminar, deixo uma mensagem que me marcou demais! Em uma festa em família, pouco antes de receber alta, o Matheus pediu autorização para o músico, pegou seu microfone e, para surpresa de todos, começou a cantar lá na frente, sozinho: "Fé na vida, fé no homem, fé no que virá, nós podemos tudo, nós podemos mais!"

Para as famílias que estão enfrentando o autismo, a minha mensagem é: tenha fé! Com muito estudo e dedicação, vocês são capazes de mudar o futuro do seu filho! Autismo não tem cura, mas tem tratamento!

JÉSSICA MARQUES – SOBRE JORGINHO

Quando tudo começou...

Antes do diagnóstico

Ser mãe foi algo com o qual eu sempre sonhei, mas nunca havia imaginado como seria nem quando... Tive minha primeira grande mudança ao vir do interior para a metrópole em função do meu primeiro grande amor, e aqui uma vida que se deu na alegria, e fruto dessas mudanças foi a minha gravidez... e que enorme mudança estava por vir, descoberta essa que colocaria a minha vida de ponta-cabeça, uma surpresa: com nove semanas, no nosso primeiro ultrassom, descobrimos que não seria apenas uma enorme mudança, mas uma mudança em dose dupla.

Com 21 anos, eu seria mãe de primeira viagem de gêmeos, e, para coroar as bênçãos, um casal.

Jorge e Joanna

Todas essas mudanças foram sempre recebidas com muita gratidão e amor. Nasceram então crianças lindas, saudáveis, em 28 de setembro de 2015. Dali em diante eu sabia que minha vida caminharia sempre por rumos que eu jamais imaginaria, pois ser mãe já é uma mudança inexplicável, uma evolução de menina para mulher, mãe.

Mesmo jovem, sempre atenta aos detalhes, fiz questão de acompanhar de perto cada passo do desenvolvimento daqueles minisseres e entender como eles evoluiriam, para com o meio familiar e comigo, a pessoa que intermediaria a construção do aprendizado em todos os sentidos.

Jorge e Joanna se desenvolviam da forma esperada, ou pelo menos da forma que eu esperava.

As crianças crescendo, e fase por fase, as expectativas ali presentes, esse novo me fascina, sempre fascinou conhecer na prática a evolução e a construção dos sentidos do ser humano. Isso me fazia ficar contente e entusiasmada, ter meus filhos me levando a buscar mais conhecimento para explorar ao máximo cada fase.

Chegamos no primeiro aninho, a fase mais importante para mim, e que foi um grande marco em nossas vidas. Além de ter as crianças mais ativas, foi a fase em que elas já iniciavam sua independência, suas tentativas de não mais rolar, de buscar aquilo que desejavam, com seus interesses já mais perceptíveis.

Aos dez meses, Jorginho já deu seus primeiros passos, e rapidamente começou a andar, (a correr na verdade), enquanto Joanna foi andar com um ano e quatro meses, mas uma coisa que sempre tentávamos era não fazer comparações. Sempre considerei que ali estavam duas pessoas, dois indivíduos diferentes, que não seriam iguais, e eu nem gostaria que fossem.

Até que eu percebi que, independentemente das diferenças de gostos e interesses, toda criança precisará passar por alguns "marcos infantis do desenvolvimento". Eu acompanhava na caderneta de vacinação mesmo, tinha em casa, e sempre estava lá dando uma olhada.

Quando as diferenças ficaram notáveis

Jorge era um bebê com desenvolvimento normal, andou aos dez meses, balbuciava, sempre muito sorridente, mantinha contato visual, um bebê ativo e atento aos sons, muito calmo e quietinho.

Desde que começou a andar, percebíamos que as texturas eram uma coisa que o fascinava, e as questões visuais também lhe chamavam a atenção. No seu primeiro aninho, assistia muito TV, e pude perceber que não era o contexto do desenho que o atraía, e sim alguns detalhes, as cores. O fator sensorial passou a ser uma coisa "incomum" que Joanna não apresentava, mas não era algo tão gritante o suficiente para alarmar, a ponto de nos levar a buscar saber mais. Lembro-me que um dia minha sogra me disse: "Jéssica, você não acha estranho o Jorginho passar tempo demais nessa poltrona, sentindo a textura dela? Faz tempo que ele está ali paradinho, só olhando e passando a mão nela. Não acha melhor buscarmos um profissional?". Eu notava sim, era estranho, mas fiquei perplexa com isso, não conseguia admitir, e dizia: "Para de querer encontrar algo no meu filho", "olha que criança esperta, vai levar no médico para dizer que ele está apenas observando durante horas uma poltrona?".

E desde que começou a andar, sempre correu com o movimento das mãos, que hoje eu sei que se chama *flapping*. Chamávamos ele de passarinho, pois parecia sempre que ele levantaria voo quando corria demais e balançava as mãozinhas. Hoje consigo sorrir pensando nisso. Havia também um interesse por coisas improváveis, fazia movimentos repetitivos com os objetos, como pegar o brinquedo e jogá-lo. Apesar do contato visual bom, ele não atendia aos chamados pelo nome, não pedia colo, não dava tchau, não apontava, coisas que nos incomodavam muito. Depois do seu primeiro ano, as características começaram a aparecer para nós com mais clareza, mas, até então, desconhecíamos o transtorno. Ficava evidente que ele tinha interesses diversos comparados aos da irmã, o modo de relacionar-se, comunicar-se e brincar dos dois era diferente.

Na festinha do primeiro ano dos gêmeos, um fator que muito nos chamou a atenção foi que, na hora do "parabéns", Jorge ficou muito incomodado. Lembro-me bem do nosso sentimento: depositamos tanto amor naquela festa, e ele só chorava, parecia que tinha odiado tudo aquilo que fizemos. Ele tinha um olhar perdido; um bebê de um ano de fato não compreende tudo que está à sua volta, mas Joanna conseguiu se divertir com o colorido, com os abraços calorosos, com o barulho. Começamos então a ligar os pontos e a ter consciência do quanto aquela festa foi para ele um incômodo. Tão pequeno e os sinais estavam ali, aparecendo. Passada a festa, eles ganharam muitos brinquedos, e uma das coisas que mais nos chamou a atenção e marcou foi a forma de eles explorarem esses presentes. Temos uma expectativa de como se brinca com determinado brinquedo, mas com o Jorge não era assim: enquanto a Joanna já demonstrava interesse nas atividades que o brinquedo propunha, como encaixar, brincar de telefone, de comidinha, o Jorginho estava interessado em como aquele brinquedo caía no chão, e se houvesse rodas ele se interessava em como elas girariam se ele passasse o dedo. Aumentou então o questionamento pela diferença, e aí passou a ser uma mudança que não estava me deixando feliz. Ele respondia cada vez menos aos meus chamados. Passei a ouvir muito de amigos da família: "Como ele é quieto, né?", "ele é muito sério", "ele gosta de ficar sozinho, né?".

Eu respeitava o fato de Jorge gostar de ficar sozinho, e na nossa rotina isso passava despercebido. Com a Joanna eu falava normalmente, e por ele não me responder de forma recíproca, fui me calando aos poucos com ele. Até citei para a Mayra que certa vez percebi que, no banho, eu interagia o tempo inteiro com a Joanna, enquanto com ele apenas o lavava, e era assim em todas as nossas atividades.

Passou-se um ano, em que observei seus comportamentos, pesquisando, procurando uma resposta para tudo que estávamos nos questionando, e eu cega, tentando não comparar e mantendo uma ideia, agora já insustentável, de que era a "personalidade" dele.

O último fator que nos levou à decisão de procurar um profissional foi a solicitação da creche, ao nos informar que na escola o Jorge não participava das atividades, mesmo sendo uma criança ativa e sorridente. Ele preferia ficar no "seu mundinho", como veio no relatório escolar, chorava quando havia as cantigas em grupo e passava parte do dia deitado olhando para o nada. Isso me quebrou por dentro, pois eu sabia que havia algo. Em casa eu tinha formas de trazê-lo para o nosso mundo, até a chegada da fase verbal, que considero o estopim, mais um grande marco do desenvolvimento infantil não alcançado pelo Jorge. Nessa altura, na nossa lista de coisas que ele não realizava entrou mais isso, o que nos fez procurar a ajuda de um profissional.

Em razão das pesquisas feitas durante esse processo, percebemos que na maioria das nossas dúvidas aparecia o autismo. O Jorginho apresentava muitas características do autismo; no fundo eu já sabia, e depois da negação veio a certeza absoluta. Juntando todos os sinais, o primeiro passo foi aceitar e daí por diante foi só agir. Relatamos tudo que observamos para uma neurologista infantil, que, após ouvir nossos relatos e avaliar, confirmou que o Jorge estava em uma curva do desenvolvimento com atrasos significativos na linguagem, enquadrando-se nos critérios de avaliação necessários para fechar o diagnóstico de Transtorno do Espectro do Autismo (TEA), segundo a CID F-84.

O início do tratamento

A neurologista nos encaminhou para o tratamento multidisciplinar necessário para o tratamento do autismo, que abrangia terapia comportamental, terapia ocupacional e fonoaudiólogo.

Eu já passava todas as horas do meu dia vendo vídeos, lendo artigos, falando com pessoas, vi tantos conteúdos assistidos; passei por uma fase bitolada no assunto, e permaneço, mas hoje com muita leveza. Na época, havia alguns que me amedrontavam, e me faziam ter sentimentos de "o que meu filho vai se tornar?".

E havia os vídeos da Mayra, sempre tão diretos e didáticos, que me davam força de vontade de aprender, de seguir agindo, e crescia em mim uma confiança que era transmitida por aquela tela, e determinei então que conheceria o trabalho incrível daquela pessoa que nem sabia, mas me acompanhava e passava horas comigo.

O YouTube cria uma distância engraçada, e eu achava que ela devia ser inacessível, mas resolvi tentar, pois precisávamos ter por perto aquela pessoa que transmitia tanto por um vídeo. Marcamos então uma consulta. Logo quando chegamos, o Jorginho ficou dando toquinhos repetitivos na parede. Mayra surgiu, cumprimentou a mim e minha sogra, Magali, e eu disse a ela que quase não acreditava que a mulher do vídeo estava ali na minha frente. Acrescentei que estávamos "investigando um suposto autismo", e ela, com um olhar arguto, disse: "Vamos investigar, mas ele costuma fazer isso sempre?", e eu respondi que sim, entre outras coisas. Ela então me abraçou e nos chamou para a sala, para ouvir quais seriam essas outras coisas, e disse que aquilo que ela havia presenciado, mesmo sem avaliar, era característico do espectro, mas me tranquilizou e deixou claro que trabalharíamos juntas para fazer a intervenção precoce. Senti na hora um acolhimento, a clínica sempre me passou uma energia incrível. O autismo era uma coisa que eu já sabia, embora ainda me assustasse, mas ali todo o medo foi dissipado, e ela me mostrou que o importante era o que iríamos fazer dali em diante para intervir. O que precisávamos era AGIR.

Passamos então por consulta, com a Mayra supervisionando e a Nathalia como nossa primeira e fiel psicóloga, que me abraçou com palavras, carinho, atenção e cuidado desde o primeiro instante. Relatamos tudo que havíamos passado, todas as nossas dúvidas, nossos questionamentos. Eu queria absorver tudo daquela consulta, que foi tão inspiradora e especial, tanto quanto os vídeos que assisti. Nunca vou esquecer que o Jorginho começou a "brincar" com a Nath. Ela conseguiu dele seu primeiro toque de "*yes*". Eu não acreditava no que estava vendo; saí da consulta, leve, confiante, e capaz de começar mais uma mudança, dessa vez uma mudança positiva. Minha vida, como podem perceber, é de mudança atrás de mudança, umas me fizeram mais forte pelo amor, outras pela dor, mas nenhuma delas deixou de me ensinar alguma coisa.

O tratamento

Iniciamos o tratamento quando o Jorginho estava para completar dois anos. Ele sempre se sentiu muito confortável na clínica e desde o início estamos com os mesmos profissionais. O ganho que ele teve durante o primeiro ano de tratamento é indescritível; dizer que não há explicações não é real, pois há sim: muita dedicação de todos os lados, trabalho em conjunto. Desde o início eu observava a atuação dos profissionais e dava continuidade em casa, amenizando assim a falta de horas que temos.

Os profissionais que estão comigo sempre me passaram todos os ensinamentos, tornaram-se meus mestres, e os vídeos e artigos que a Mayra disponibiliza ajudam a nós que estamos por perto, mas além disso o tanto de mãe que está longe, a ligação que o Jorge passou a ter, que facilita o trabalho. Ele tem tido uma melhora muito promissora!

Desde o início do tratamento, passamos por três pontos da montanha-russa da mudança. Ele sempre foi uma criança com a parte social boa, porém muito rígido e inflexível, mantendo pouquíssimo contato visual depois do primeiro ano de vida. Não aceitava comandos em casa e, conforme aumentamos a demanda, passamos pelo primeiro ponto: o de conhecimento entre o que ele aceitava ou não, o que eu sabia praticar ou o que achava que sabia. Tive que desconstruir verdades e passar a respeitar a diferença.

Logo no início do tratamento aplicávamos o modelo ABA. Logo a Mayra trouxe o Modelo Denver de intervenção precoce, mais atual. Sabíamos da existência do modelo, que já era aplicado fora do Brasil, mas ali começaríamos a trabalhar efetivamente com ele, com a Mayra sempre disposta a estudar, e eu só sentia gratidão por ter essa oportunidade de trabalhar com excelência. Em se tratando de um assunto tão sério como o desenvolvimento infantil, no caso do meu filho, eu queria fazer tanto por ele, e sabia que a Equipe Mayra Gaiato trabalhava com a mesma vontade.

Nas dificuldades recorri à psicóloga do Jorginho diversas vezes e a clínica foi um amparo essencial. Começamos o *coaching* parental. Nathalia observou minha abordagem, me instruiu, mostrou que eu estava sendo invasiva, só bloqueando e não respeitando o espaço e as vontades dele, ao contrário da proposta do Denver. Eu só mostrava demandas, exigindo dele coisas para as quais ainda não estava preparado, e tudo que eu havia construído como certo estava indo pelos ares. E agora?

Foi então que peguei as instruções do *coaching*, com o Reinaldo das terapias clínicas, e com ele consegui mudar meu comportamento com meu filho.

Coloquei-me diante de tudo isso disposta a aprender, para auxiliar: nós, pais, somos parte importante desse processo. Nunca vou saber tudo, e todos os dias sei que vou aprender coisas novas.

Os pais que utilizam as estratégias de intervenção sentem-se mais felizes. Eu me sinto realizada e mais otimista, mais capaz e com o mesmo sentimento que tive na primeira consulta.

E a clínica e os vídeos da Mayra me preparam para isso, pois todas as vezes que chego à clínica sou acolhida assim como fui lá no início. Os vídeos ainda são ferramentas que nunca deixarei de usar e, hoje, com outros olhos, vejo no YouTube uma pessoa real, diferente da leitura que fazia da profissional que assistia, pois pude ver que, além da tela, além da profissional, está uma mulher incrível, um ser humano tão verdadeiro, com o coração entregue a esse intenso estudo, para trazer bem-estar e saúde para as nossas crianças, além de uma empresária, mulher, que junto a uma equipe uniforme, de interesses únicos, faz o bem para tantas crianças e mães.

Hoje o Jorginho está com três anos, fazendo terapia desde os dois; já brinca de forma adequada com brinquedos, extinguimos aos poucos os comportamentos inadequados, brinca "convencionalmente" com os brinquedos, de maneira aleatória também, e tudo bem, já interage com a família, com os outros, com as crianças, dá tchau, aponta, responde o olhar quando é chamado, ama brincar com sua irmãzinha Joanna, continua sendo o menino sorridente de lá de trás, e também o sério; ainda tem características do espectro, mas que não o impedem de ser criança, de fazer as atividades, de ser autônomo e ainda buscar a independência. Atualmente o entendemos como criança autista, mas além de tudo como criança.

E eu sou uma mãe grata, de 25 anos, escolhida por Deus para ter as mudanças mais lindas na vida, e sabe o que mais? Fazer mudanças, ser a diferença na vida dele e na vida dos que me cercam, levar para todos os que ainda estão sem luz uma esperança, de trabalho duro, que não acontece sozinha, espero ser e passar um pouco de tudo que eu aprendi junto com a Mayra e a Equipe Mayra Gaiato, hoje uma família para nós.

Gratidão,
Jéssica Marques

CAMILA FELIX – SOBRE OS GÊMEOS MURILO E ALICE

Esperamos por muito tempo pelos nossos filhos! Antes mesmo de tê-los, já havíamos imaginado uma vida inteira para eles. Já havíamos imaginado uma vida inteira com eles. Nenhuma vírgula da nossa história foi comum, tudo parecia ter um curso próprio! O tempo de espera por eles, os filhos que no meu útero não permaneceram, finalmente a gestação dos nossos trigêmeos, um nascimento tão antes do que lutamos para ser, a partida mais devastadora que sentimos (a morte do nosso filho Miguel) e a luta do Murilo e da Alice para ficarem conosco. Como lutaram! Tudo isso foi tão duro que pensamos não suportar, mas conseguimos seguir, e, por fim, a família se reuniu! Não tão inteira como desejamos, mas gratos pelas vitórias que recebemos. Depois de um tempo, quando a vida já parecia quase comum, nos demos conta de que perdemos os olhares dos nossos filhos em alguma manhã. Não sabíamos quando, nem como. Procuramos por todos os cantos, em cada cômodo e em todos os espaços. Os sorrisos que conhecíamos, os olhares que ganhamos, nossas trocas e ligações... Não achamos! Depois de meses descobrimos o autismo morando lá em casa! Ele entrou silencioso, sorrateiro, e quando percebemos, já tinha feito morada. Sentimos tanto medo. Um medo daqueles que amolece as pernas e gela o coração, sabe?! O medo foi tanto que doeu! Precisamos de um tempo para chorar toda aquela dor... e choramos! Passado esse tempo, conseguimos ver que diante de nós estavam nossos filhos, aqueles mesmos com os quais sonhamos tanto, que brigaram com a morte, que venceram sequelas e prognósticos. Eles já não estavam mais usando a roupagem que criamos para eles. Estavam puros e reais. Absolutamente reais! Tão reais que precisamos nós nos desnudar também.

Estamos completando um ano do diagnóstico. Um ano em que precisamos desconstruir tanto, mas que aprendemos o dobro. Sobre nós mesmos e sobre eles. Nós já os vimos vencer batalhas quando ainda não deveriam nem ter nascido. Já nos provaram que coragem e força não faltam a eles. Então, por que, justamente agora, deixaríamos de acreditar, não é? Não há nada que eles não possam fazer ou ser, e todos os dias eles nos mostram que vieram para surpreender, para encantar! Fácil? Definitivamente, não! Mas cada conquista minúscula aos olhos dos outros é gigante aos nossos olhos de pais. Combustível puro! Seguimos lutando, um dia por vez, mas, acima de tudo, acreditando na capacidade de superação deles e no quanto eles podem... ah, e como podem!

PORTADORES DE TEA E O DIREITO*

Os direitos de que a pessoa com autismo dispõe são conhecidos por poucos. As pessoas portadoras do Transtorno do Espectro Autista (TEA) são consideradas pessoas com deficiência, para todos os efeitos legais. Por isso, possuem todos os direitos previstos em leis específicas para pessoas com deficiência.

Diante disso, há uma série de direitos da pessoa com autismo concedidos. Vamos citar alguns deles:

1. Isenção do rodízio municipal em São Paulo para portador de deficiência

O veículo de propriedade do portador do TEA, ou da pessoa comprovadamente responsável pela sua locomoção, tem direito a isenção do rodízio municipal.

Isso se dá em razão da necessidade do autista em fazer diversas terapias, com profissionais diversos (terapeuta ocupacional, musicoterapia, fonoaudióloga, psicoterapeuta, psiquiatra, neurologista, fisioterapeuta etc.), em localidades diferentes. Sua locomoção, portanto, ganha uma importância muito maior.

Esse direito é obtido por meio de uma autorização especial, concedida a veículos conduzidos por pessoas portadoras de TEA ou por quem as transporta.

Para tanto, o interessado deverá acessar o *site* da Prefeitura Municipal de São Paulo, preencher um requerimento, verificar o rol de documentos solicitados e enviá-los pelos correios ou ir pessoalmente na prefeitura.

Link da prefeitura: http://www.prefeitura.sp.gov.br/cidade/secretarias/transportes/autorizacoes_especiais/isencao_de_rodizio/index.php?p=3921

2. Portadores do TEA têm o direito a tratamento custeado pelos planos e seguros de saúde

Todas as pessoas com autismo merecem acesso a tratamentos adequados!

A Lei 12.764/2012, que instituiu a Política Nacional de Proteção dos Direitos da Pessoa com Autismo, prevê a obrigatoriedade do fornecimento de atendimento multiprofissional ao paciente diagnosticado com TEA.

Além disso, a Lei 9.656/98, que dispõe sobre planos e seguros de Saúde, prevê a obrigatoriedade da cobertura para as doenças listadas na CID 10, que contempla todos os tipos de transtornos do desenvolvimento psicológico, inclusive o transtorno global do desenvolvimento, do qual o autismo é um subtipo.

Ainda assim, as seguradoras e operadoras de planos de saúde do país têm limitado o acesso dos consumidores a apenas algumas sessões de terapias anuais, com base no rol de procedimentos e eventos em saúde da Agência Nacional de Saúde Suplementar-ANS, que é a agência reguladora dos planos de saúde do Brasil.

Dessa forma, tem se observado que a quantidade de sessões anuais concedidas pelas operadoras e planos de saúde ficou em 96 (noventa e seis) sessões de fonoaudiologia e 40 (quarenta) sessões de terapias em geral.

Ocorre que a maioria dos pacientes do TEA necessita de tratamentos multidisciplinares e por prazo indeterminado, porém os planos de saúde se negam a reembolsar o tratamento, sob a infundada justificativa de extrapolação do número de quantidades de sessões com terapeutas, o que tem sido rechaçado pelo Poder Judiciário, quando instado por pais ou responsáveis de portadores do TEA.

É importante deixar claro que uma mera resolução de um órgão regulador, no caso a ANS, não pode se sobrepor a uma lei.

Além disso, conforme entendimento consolidado pela jurisprudência, a quantidade de sessões previstas pela ANS, seja para sessões de fonoaudiologia ou terapias em geral, representaria uma cobertura mínima e obrigatória, uma vez que somente um médico tem a possibilidade/capacidade de prescrever o tratamento e a quantidade de sessões de terapia de que um paciente necessita, sem embargo da dinâmica do tratamento, que pode mudar com o tempo, quando o paciente precisa de mais ou menos sessões de terapia.

Nesse sentido, o Judiciário editou as seguintes súmulas:

Súmula 302 do Superior Tribunal de Justiça: "É abusiva a cláusula contratual de plano de saúde que limita no tempo a internação hospitalar do segurado".

Súmula nº. 102 do Tribunal de Justiça de São Paulo: "Havendo expressa indicação médica, é abusiva a negativa de cobertura de custeio de tratamento sob o argumento da sua natureza experimental ou por não estar previsto no rol de procedimentos da ANS".

Diante disso, é importante que os pais ou responsáveis pelo paciente com TEA que tenham seus direitos violados, e na ausência de uma solução extrajudicial, busquem seus direitos recorrendo ao Judiciário, por meio de um advogado.

3. A pessoa portadora do TEA e as instituições de ensino

Faz parte dos direitos da pessoa com autismo frequentar as escolas regulares, tanto na educação básica quanto no ensino profissionalizante. Está previsto em lei que a escola não pode recusar a matrícula de aluno com Transtorno do Espectro Autista, sob pena inclusive de multa prevista na legislação.

Ademais, a instituição de ensino, em caso de comprovada necessidade, seja para auxiliar na integração social, na alimentação, entre outras necessidades, deve fornecer acompanhante especializado (um terapeuta) à pessoa portadora do TEA, e não poderá haver cobrança por parte da escola para disponibilização desse profissional. Esses direitos estão previstos na Lei 12.764/2012.

4. Isenção de IPI e IOF

O portador do TEA que é condutor de automóveis poderá obter a isenção do IPI (Imposto sobre Produtos Industrializados) e/ou IOF (Imposto sobre Operações Financeiras).

A isenção do IPI é destinada aos automóveis de fabricação nacional. O direito à aquisição com o benefício da isenção poderá ser exercido apenas uma vez a cada 2 (dois) anos, e não há um número limitado para sua concessão.

Para obter essa isenção é necessário acessar o *site* da Receita Federal do Brasil e preencher o respectivo requerimento, onde constam também os documentos necessários, bem como os detalhes do laudo de avaliação, que deverá ser emitido por um médico que integre o sistema do SUS.

Link: http://idg.receita.fazenda.gov.br/interface/lista-deservicos/isencao/isencao-ipi-iof-autorizacao-para-aquisicao-deveiculo-deficiente-autista

5. Bilhete Único Especial permanente em São Paulo e Serviço Atende

Esse cartão isenta os portadores do TEA do pagamento da tarifa nas viagens de ônibus urbanos da cidade de São Paulo.

Além disso, é concedido um Bilhete Único permanente, evitando-se assim que o usuário tenha que renová-lo anualmente.

Para obter o Bilhete, é preciso acessar o *site* da SPTrans e se cadastrar, quando será gerado um relatório médico que deve ser subscrito pelo médico do autista, que também deverá se cadastrar no *site*.

Link: http://bilheteunico.sptrans.com.br/especial.aspx
Link para cadastro do médico: http://www.sptrans.com.br/Deficiente/Cadastro.aspx?1

A SPTrans também mantém um serviço especial denominado Atende, voltado ao transporte gratuito de portadores do TEA (entre outros). O Atende segue uma programação pré-agendada com o usuário, buscando-o na sua residência, e posteriormente o leva de volta.

Para conseguir o serviço, o interessado deve acessar o *site* da SPTrans, imprimir a ficha de avaliação, que deverá ser preenchida pelo médico de escolha do autista, e deverá comparecer a um dos postos de atendimento portando os documentos elencados no *site*.

Link para cadastro: http://www.sptrans.com.br/passageiros_especiais/atende_inscricao.aspx
Link: http://www.sptrans.com.br/passageiros_especiais/atende.aspx

6. Cartão de estacionamento

Os portadores do TEA também podem obter esse cartão, não havendo necessidade de que sejam os proprietários ou condutores dos veículos. Esse cartão é válido para utilização em todo o território nacional.

Cabe lembrar que o símbolo universal da pessoa com deficiência é um cadeirante, mas isso não significa que o portador do cartão tenha que ser um cadeirante.

Para tanto é necessário acessar o *site* do departamento de trânsito da cidade onde o portador do TEA reside e verificar as condições para sua concessão.

Para residentes em São Paulo, *link* do *site*:
http://www.pessoacomdeficiencia.sp.gov.br/cartao-defis-dsv

7. Medicamento gratuito pelo SUS

O SUS oferece o medicamento risperidona, que auxilia na diminuição de alguns sintomas que eventualmente alguns pacientes portadores do TEA podem apresentar, como crises de irritação, agressividade e agitação.

Para retirar esse medicamento, ou qualquer outro que esteja disponível pelo SUS, é necessário fazer o Cartão Nacional de Saúde.

Uma vez em posse desse cartão, é preciso estar com a receita médica e o RG.

Link para cadastro:
https://portaldocidadao.saude.gov.br/portalcidadao/areaCadastro.htm

8. Transportes aéreos

As companhias aéreas que operam voos no Brasil, subordinadas à Agência Nacional de Aviação Civil (Anac), podem conceder o desconto de 80% na passagem do acompanhante do portador do TEA. Esse acompanhante deve ser o responsável por prestar todo tipo de assistência, incluindo assistência médica, ao portador do TEA.

É necessário acessar o *site* da empresa aérea para a compra da passagem aérea e preencher o formulário MEDIF (*Medical Information Form*).

Importante mencionar que esse benefício está sujeito a autorização do departamento médico da companhia aérea, com base nas informações analisadas via MEDIF ou por meio de seu médico.

9. Notas finais

Há uma série de direitos a que a pessoa com autismo faz jus, porém é relevante elucidar que alguns direitos específicos não são destinados a todos os portadores do TEA em geral, e devem ser analisados caso a caso.

Assim, é recomendável que os pais ou responsáveis pelas pessoas portadoras do TEA procurem se inteirar sobre os seus direitos, e sempre que tiverem dúvidas ou que observem que algum dos direitos está sendo desrespeitado busquem ajuda profissional.

*Este capítulo foi escrito pela Dra. Denise Paiva e pelo Dr. Fernando Rodrigues, do escritório Rodrigues e Paiva Advogados Associados.

ANEXOS

ANEXO 1

Critérios Diagnósticos: *Diagnostic and Statistical Manual of Mental Disorders, fifth edition (DSM-V)*

A. Prejuízo em comunicação e interação social em múltiplos contextos:
1 - Prejuízo em reciprocidade social e emocional.
2 - Prejuízos em comportamento comunicativo não verbal utilizado para interação social.
3 - Prejuízos no desenvolvimento, manutenção e entendimento de relacionamentos sociais.

B. Padrão de comportamento repetitivo e restritivo de interesses ou atividades, manifestadas por pelo menos dois dos seguintes:
1 - Movimentos ou fala repetitivos e/ou estereotipados.
2 - Insistência ou monotonia, inflexibilidade nas rotinas ou padrões ritualísticos no comportamento verbal ou não verbal.
3 - Interesses restritos.
4 - Hiper ou hiporeatividade à estimulação sensorial ou interesse atípico por estímulos ambientais.

C. Sintomas devem estar presentes no período de desenvolvimento inicial da criança.
D. Os sintomas provocam prejuízos significativos no funcionamento social, ocupacional ou outras áreas importantes.

E. Essas alterações não são melhor explicadas por deficiência intelectual ou atraso global do desenvolvimento. A deficiência intelectual e os transtornos do espectro autista podem coexistir; para fazer o diagnóstico de comorbidade, a comunicação social deve ser abaixo do esperado para o nível de desenvolvimento.

ANEXO 2

Modified Checklist for Autism in Toddlers (M-CHAT)
Diana Robins, Deborah Fein & Marianne Barton, 1999

Por favor, preencha este questionário sobre o comportamento usual da criança. Responda a todas as questões. Se o comportamento descrito for raro (ex. foi observado uma ou duas vezes), responda como se a criança não o apresente. Faça um círculo à volta da resposta "Sim" ou "Não".

1	Gosta de brincar no colo fazendo de "cavalinho" etc.?	Sim	Não
2	Interessa-se pelas outras crianças?	Sim	Não
3	Gosta de subir em objetos, como, por exemplo, cadeiras, mesas?	Sim	Não
4	Gosta de jogar às escondidas?	Sim	Não
5	Brinca o faz de conta, por exemplo, falar ao telefone ou dar de comer a uma boneca etc.?	Sim	Não
6	Aponta com o indicador para pedir alguma coisa?	Sim	Não
7	Aponta com o indicador para mostrar interesse em alguma coisa?	Sim	Não
8	Brinca apropriadamente com brinquedos (carros ou Legos) sem levá-los à boca, abanar ou deitá-los ao chão?	Sim	Não
9	Alguma vez lhe trouxe objetos (brinquedos) para lhe mostrar alguma coisa?	Sim	Não
10	A criança mantém contato visual por mais de um ou dois segundos?	Sim	Não
11	É muito sensível aos ruídos (ex. tapa os ouvidos)?	Sim	Não
12	Sorri como resposta às suas expressões faciais ou ao seu sorriso?	Sim	Não
13	Imita o adulto (ex. faz uma careta e ela imita)?	Sim	Não

14	Responde/olha quando o(a) chamam pelo nome?	Sim	Não
15	Se apontar para um brinquedo do outro lado da sala, a criança acompanha com o olhar?	Sim	Não
16	Já anda?	Sim	Não
17	Olha para as coisas para as quais o adulto está olhando?	Sim	Não
18	Faz movimentos estranhos com as mãos/dedos próximo da cara?	Sim	Não
19	Tenta chamar a sua atenção para o que está a fazer?	Sim	Não
20	Alguma vez se preocupou quanto à sua audição?	Sim	Não
21	Compreende o que as pessoas lhe dizem?	Sim	Não
22	Por vezes fica a olhar para o vazio ou deambula ao acaso pelos espaços?	Sim	Não
23	Procura a sua reação facial quando se vê confrontada com situações desconhecidas?	Sim	Não

Traduzido pela Unidade de Autismo
Centro de Desenvolvimento da Criança – Hospital Pediátrico de Coimbra
Autorização Diana Robins

O (M-CHAT) é um breve questionário referente ao desenvolvimento e comportamento utilizado em crianças dos 16 aos 30 meses, com o objetivo de rastrear as perturbações do espectro do autismo (PEA). Pode ser aplicado tanto em uma avaliação periódica de rotina (cuidados primários de saúde), como por profissionais especializados em casos de suspeita. Como na maioria dos testes de rastreio poderá existir um grande número de falsos positivos, indicando que nem todas as crianças que cotam neste questionário serão diagnosticadas com esta perturbação. No entanto estes resultados podem apontar para a existência de outras anomalias do desenvolvimento, sendo, por isso, necessária a avaliação por profissionais desta área.

Cotação

A cotação do **M-CHAT** leva menos de dois minutos. Resultados superiores a **3 (falha em 3 itens no total)** ou em **2 dos itens considerados críticos (2, 7, 9, 13, 14, 15)**, após confirmação, justificam uma avaliação formal por técnicos de neurodesenvolvimento.

As respostas Sim/Não são convertidas em passa/falha. A tabela que se segue registar as respostas consideradas **falha** para cada um dos itens do **M-CHAT**. As questões em negrito representam os itens **CRÍTICOS**.

1. Não	6. Não	11. Sim	16. Não	21. Não
2. Não	**7. Não**	12. Não	17. Não	22. Sim
3. Não	8. Não	**13. Não**	18. Sim	23. Não
4. Não	**9. Não**	**14. Não**	19. Não	
5. Não	10. Não	**15. Não**	20. Sim	

ANEXO 3

C A R S (CHILDHOOD AUTISM RATING SCALE)

Eric Schopler, Robert J., Reichler e
Barbara Rochen Renner
Hospital Pediátrico de Coimbra – Centro de
Desenvolvimento da Criança

Escala comportamental composta por 15 itens, desenvolvida para identificar crianças com síndroma autista, permitindo ainda uma classificação clínica da sua gravidade desde ligeiro a moderado e severo.

PONTUAÇÃO TOTAL

15 18 21 24 27 30	33 36 39	42 45 48 51 54 57 60
Não Autista	Autista Ligeiro Moderado	Autista Severo

I – RELAÇÃO COM AS PESSOAS

1 - Sem evidência de anomalia ou dificuldade na relação com as pessoas.
Alguma timidez, agitação ou aborrecimento pode ser observada na avaliação, mas não um nível superior do que é esperado para uma criança da mesma idade.

2 - Relação ligeiramente anormal.

Evita olhar nos olhos do adulto, evita o adulto ou zanga-se se a interação é forçada, excessivamente tímido, não responde para o adulto como uma criança da sua idade, ou mais ligada aos pais do que é esperado.

3 - Relação moderadamente anormal.

A criança mostra-se distante ignorando os adultos e parecendo ausente por momentos. São necessários esforços e persistência para prender a sua atenção. O contato iniciado pela criança e a qualidade é pouco pessoal.

4 - Relação severamente anormal.

A criança está distante e desinteressada do que o adulto está a fazer. Quase nunca inicia ou responde ao contato com o adulto. Somente um esforço mais persistente consegue prender a sua atenção.

II - IMITAÇÃO

1 - Imitação apropriada.

A criança é capaz de imitar sons, palavras e movimentos de forma adequada às suas capacidades.

2 - Imitação ligeiramente anormal.

Imita comportamentos simples como bater palmas ou sons simples na maior parte das vezes. Ocasionalmente pode imitar somente depois de muito estimulado ou com algum tempo de atraso.

3 - Imitação moderadamente anormal.

Imita só parte do tempo, requerendo uma grande persistência e ajuda do adulto. Pode frequentemente imitar após algum tempo de atraso.

4 - Imitação severamente anormal.

Raramente ou nunca imita sons, palavras ou movimentos mesmo com a ajuda do adulto.

III – RESPOSTA EMOCIONAL

1 - Respostas emocionais adequadas à idade e à situação.
A criança mostra um tipo e um grau de resposta adequada, revelada por alteração na expressão facial, postura e modo/atitude.

2 - Resposta emocional ligeiramente anormal.
Ocasionalmente desenvolve um tipo ou grau de reação emocional desajustada. As reações, muitas vezes, não estão relacionadas com os objetos ou acontecimentos à sua volta.

3 - Resposta emocional moderadamente anormal.
Tipo e ou grau de resposta desajustada. Reações muito apagadas ou excessivas e outras vezes não relacionadas com a situação. Pode gritar, rir, sem motivo aparente.

4 - Resposta emocional severamente anormal.
Raramente a resposta é adequada à situação; o humor mantém-se independentemente da alteração dos acontecimentos. Por outro lado, pode manifestar diferentes emoções num curto espaço de tempo, mesmo que nada se altere.

IV- MOVIMENTOS DO CORPO

1 - Movimento do corpo apropriado à idade.
Move-se com a facilidade, agilidade e coordenação da criança normal na mesma idade.

2 - Movimento do corpo ligeiramente anormal.
Algumas peculiaridades podem estar presentes, tais como uma criança desajeitada, movimentos repetitivos, coordenação

pobre, ou aparecimento raro de movimentos invulgares referidos no ponto 3.

3 - Movimento do corpo moderadamente anormal.

Notados comportamentos nitidamente estranhos e não usuais para esta idade. Pode incluir movimentos finos dos dedos, postura peculiar dos dedos ou corpo, autoagressão, balanceio, rodopiar, enrolar/entrelaçar de dedos, marcha em bicos de pés.

4 - Movimento do corpo severamente anormal.

Movimentos descritos no ponto 3 mais frequentes e intensos. Estes comportamentos persistem, muito embora se proíbam e se envolva a criança noutras atividades.

V- UTILIZAÇÃO DOS OBJETOS

1 - Interesse e uso apropriados de brinquedos ou objetos.

A criança mostra um interesse normal em objetos ou brinquedos apropriados para o seu nível e usa-os de um modo adequado.

2 - Interesse e uso ligeiramente inapropriados de objetos ou brinquedos.

Pode mostrar menos interesse que o normal num brinquedo ou brincar com ele de modo infantil, como batendo com ele ou levando-o à boca numa idade em que este comportamento já não é aceitável.

3 - Interesse e uso moderadamente inapropriados de objetos ou brinquedos.

Mostra pouco interesse em brinquedos e objetos, ou pode estar preocupado em os utilizar de um modo anômalo e estranho. Pode focar a atenção numa parte insignificante destes, ficar fascinado com a reflexão de luz do objeto, mover repetidamente uma parte do objeto em particular ou brincar só com um objeto excluindo os outros. Este comportamento pode ser pelo menos parcial ou temporariamente modificado.

4 - Interesse e uso severamente inapropriados de objetos ou brinquedos.

Comportamento semelhante ao ponto 3 mas de um modo mais frequente e intenso. É muito difícil desligar-se destas atividades uma vez nela embrenhada, sendo muito difícil alterar esta utilização desajustada.

VI- ADAPTAÇÃO À MUDANÇA

1 - Adaptação à mudança adequada.

Pode reagir à mudança de rotina, mas aceita-a sem estresse desajustado.

2 - Adaptação à mudança ligeiramente anormal.

Quando o adulto tenta mudar de tarefa esta pode querer continuar na mesma tarefa ou usar o mesmo material, mas consegue-se desviar a sua atenção facilmente. Por exemplo, pode-se zangar se é levada a um supermercado diferente ou se fez um percurso diferente da escola, mas acalma-se facilmente.

3 - Adaptação à mudança moderadamente anormal.

Resiste ativamente às mudanças de rotina. Quando se pretende alterar uma atividade, tenta manter a anterior, sendo difícil de dissuadir.

Por exemplo, insiste em recolocar a mobília que foi mudada. Fica zangada e infeliz quando uma rotina estabelecida é alterada.

4 - Adaptação à mudança severamente anormal.

Quando ocorrem mudanças mostra uma reação intensa que é difícil de eliminar. Se a mudança é imposta, fica extremamente zangada, não colaborante respondendo com birras.

VII- RESPOSTA VISUAL

1 - Resposta visual adequada à idade.
O comportamento visual é normal. A visão é usada em conjunto com os outros sentidos para explorar novos objetos.

2 - Resposta visual ligeiramente anormal.
Tem de ser lembrada de tempos a tempos para olhar para os objetos. Pode estar mais interessada em olhar para um espelho ou luzes que uma criança da mesma idade e, ocasionalmente, ficar com olhar ausente. Pode também evitar o contato visual.

3 - Resposta visual moderadamente anormal.
Tem de ser lembrada frequentemente para olhar o que está a fazer. Pode ficar com o olhar fixo, ausente, evitar olhar nos olhos das pessoas, olhar para os objetos de um ângulo estranho ou levá-los muito perto dos olhos embora os vendo normalmente.

4 - Resposta visual severamente anormal.
Evita constantemente olhar para as pessoas ou certos objetos e pode mostrar formas extremas de peculiaridades visuais descritas anteriormente.

VIII- RESPOSTA AO SOM

1 - Resposta ao som adequada à idade.
O comportamento auditivo é normal. A audição é utilizada em conjunto com os outros sentidos, como a visão e o tato.

2 - Resposta ao som ligeiramente anormal.
Alguma falta de resposta para alguns sons ou uma resposta ligeiramente exagerada para outros. Por vezes, a resposta ao som pode ser atrasada e os sons podem ocasionalmente necessitar de repetição para prender a atenção da criança. Pode por vezes distrair-se por sons externos.

3 - Resposta ao som moderadamente anormal.
A resposta ao som varia muitas vezes. Muitas vezes ignora um som nos primeiros minutos em que é desencadeado. Pode assustar-se por sons do dia a dia tapando os ouvidos quando os ouve.

4 - Resposta ao som severamente anormal.
A criança hiper ou hiporeage de um modo externo independentemente do tipo de som.

IX - RESPOSTAS AO PALADAR, OLFATO E TATO

1 - Resposta normal ao paladar, olfato e tato.
Explora objetos novos de um modo apropriado à idade tocando-lhes e observando-os. O paladar e o olfato podem ser utilizados quando apropriado como nos casos em que o objeto é parecido com algo que se come. Reagem a estímulos dolorosos menores do dia a dia decorrentes de quedas, pancadas e beliscões, expressando desconforto mas não de um modo excessivo.

2 - Uso e resposta ligeiramente anormal do paladar, olfato e tato.
Persiste em levar objetos à boca, mesmo quando as crianças da sua idade já ultrapassaram essa fase. Pode por vezes cheirar ou tomar o gosto de objetos não comestíveis. Pode ignorar ou reagir excessivamente a um beliscão ou estímulo doloroso ligeiro, que a criança normal expressa apenas como ligeiro desconforto.

3 - Uso e resposta moderadamente anormal do paladar, olfato e tato.
Pode estar moderadamente preocupada em tocar, cheirar ou saborear objetos ou pessoas. Pode mostrar uma reação moderadamente anormal à dor reagindo muito ou pouco.

4 - Uso e resposta severamente anormal do paladar, olfato e tato.

Mostra-se preocupada em cheirar, saborear ou tocar objetos mais pela sensação do que pela expressão ou uso normal do objeto. Pode ignorar completamente a dor ou reagir fortemente a algo que apenas motiva desconforto ligeiro.

X - MEDO OU ANSIEDADE

1 - Medo ou ansiedade normais.
O comportamento da criança é adequado à idade e à situação.
2 - Medo ou ansiedade ligeiramente anormal.
Revela ocasionalmente medo ou ansiedade que é ligeiramente desajustada.
3 - Medo ou ansiedade moderadamente anormal.
A resposta de mesmo desencadeada é excessiva ou inferior ao esperado em idêntica situação mesmo por uma criança mais nova.
Pode ser difícil de entender o que a desencadeou sendo também difícil de a confortar.
4 - Medo ou ansiedade severamente anormal.
Os medos persistem mesmo após repetidas experiências com situações ou objetos desprovidos de perigo. Pode parecer amedrontada durante toda a consulta sem qualquer motivo. Pelo contrário pode não mostrar qualquer receio a situações como cães desconhecidos ou tráfego, que crianças da mesma idade evitam.

XI - COMUNICAÇÃO VERBAL

1 - Normal em relação com a idade e situação.
2 - Comunicação verbal ligeiramente anormal.
Atraso global da linguagem. Muita linguagem tem sentido. Contudo, ecolalias e troca de pronomes ocorrem

ocasionalmente quando já ultrapassada a idade e quem isso normalmente ocorre. Muito ocasionalmente são utilizadas palavras peculiares e jargões.

3 - Comunicação verbal moderadamente anormal.

A linguagem pode estar ausente. Se presente, pode ser uma mistura de alguma linguagem com sentido e outra peculiar como jargões, ecolalia, a troca de pronomes. Alguns exemplos incluem repetição sem fins comunicativos, de reclames de TV, reportagens do tempo e jogos. Quando é utilizada linguagem com sentido pode incluir peculiaridades como questões frequentes ou preocupação com tópicos particulares.

4 - Comunicação verbal severamente anormal.

Não é utilizada linguagem com sentido. Em vez disso pode ter gritos, sons esquisitos ou parecidos com animais ou barulhos complexos simulando linguagem. Pode mostrar uso persistente e bizarro de palavras ou frases reconhecíveis.

XII - COMUNICAÇÃO NÃO VERBAL

1 - De forma adequada à idade e situação.

2 - Uso ligeiramente anormal da comunicação não verbal.

A comunicação não verbal utilizada é imatura. Pode apontar, por exemplo, vagamente para o que pretende, em situações em que uma criança normal da mesma idade aponta mais especificamente.

3 - Uso moderadamente anormal da comunicação não verbal.

É geralmente incapaz de exprimir as suas necessidades ou desejos de um modo não verbal, e é geralmente incapaz de entender a comunicação não verbal dos outros. Pode levar o adulto pela mão ao objecto desejado, mas é incapaz de exprimir o seu desejo por gesto ou apontando.

4 - Uso severamente anormal da comunicação não verbal.

Usa somente gestos peculiares e bizarros sem significado aparente e não parece compreender o significado dos gestos e expressões faciais dos outros.

XIII - NÍVEL DE ATIVIDADE

1 - Normal em relação com a idade e circunstâncias.
A criança não é nem mais nem menos ativa do que uma criança normal, da mesma idade, e nas mesmas circunstâncias.

2 - Nível de atividade ligeiramente anormal.
Pode ser ligeiramente irrequieta ou lenta. O nível de atividade desta só interfere ligeiramente com a sua realização. Geralmente é possível encorajar a criança a manter o nível de atividade adequado.

3 - Nível de atividade moderadamente anormal.
Pode ser muito ativa e muito difícil de conter. À noite parece ter uma energia ilimitada e não ir rapidamente para a cama.

Pelo contrário, pode ser uma criança completamente letárgica, sendo necessário um grande esforço para a fazer mobilizar. Podem não gostar de jogos que envolvam atividade física parecendo muito preguiçosos.

4 - Nível de atividade severamente anormal.
Mostra-se extremamente ativa ou inativa, podendo transitar de um extremo para outro. Pode ser muito difícil orientar a criança. A hiperatividade quando presente ocorre virtualmente em todos os aspectos da vida da criança, sendo necessário um controle constante por parte do adulto. Se é letárgica é extremamente difícil despertá-la para alguma atividade e o encorajamento do adulto é necessário para que inicie a aprendizagem ou execute alguma tarefa.

XIV - NÍVEL E CONSISTÊNCIA DA RESPOSTA INTELECTUAL

1 - Inteligência normal e razoavelmente consistente nas diferentes áreas.

Tem uma inteligência sobreponível às outras da sua idade e não apresenta uma incapacidade invulgar ou outro problema.

2 - Função intelectual ligeiramente anormal.

Não é tão desperta como as da sua idade e as suas capacidades parecem do mesmo modo atrasadas em todas as áreas.

3 - Função intelectual moderadamente anormal.

No global a criança não é tão esperta como as da sua idade; contudo em uma ou mais áreas pode funcionar próximo do normal.

4 - Função intelectual severamente anormal.

Enquanto a criança não é tão esperta como as outras da sua idade, pode funcionar melhor que uma criança da sua idade em uma ou mais áreas. Pode ter capacidades invulgares como talento especial para a música, arte ou facilidade particular com os números.

XV - IMPRESSÃO GLOBAL

1 - Sem autismo.

A criança não mostra qualquer sintoma característico do autismo.

2 - Autismo ligeiro.

A criança revela poucos sintomas ou somente um grau ligeiro de autismo.

3 - Autismo moderado.

A criança mostra alguns sintomas ou um grau moderado de autismo.

4 - Autismo severo.

A criança revela muitos sintomas ou um grau extremo de autismo.

REFERÊNCIAS BIBLIOGRÁFICAS

AMERICAN ACADEMY OF CHILD AND ADOLESCENT PSYCHIATRY. **Practice Parameter for the Assessment and Treatment of Children and Adolescents with Autism Spectrum Disorder.** Disponível em: <www.aacap.org>. Acessado em: 29/10/2022.

AMERICAN PSYCHIATRIC ASSOCIATION. **Diagnostic and statistical manual of mental disorders.** 4. ed. Washington: American Psychiatric Association, 1994.

AASSUMPÇÃO F. B.; KUCZYNSKI, E. *Tratado de Psiquiatria da Infância e adolescência.* Rio de Janeiro: Editora Atheneu, 2017.

ASSUMPÇÃO, F. B.; PIMENTEL, A. C. M. Autismo Infantil. *Revista Brasileira de Psiquiatria.* São Paulo, v. 22, 2000 .

AUTISM SPEAKS. Disponível em: <www.autismspeaks.org>. Acessado em: 29/10/2022.

AUTISMO E REALIDADE. Disponível em: <http://autismoerealidade.org>. Acessado em: 10/09/2018.

CENTERS FOR DISEASE CONTROL AND PREVENTION. Disponível em: <http://www.cdc.gov/ncbddd/autism/index.html>. Acessado em: 29/10/2022.

COTUGNO, A. J. Social Competence and Social Skills Training and Intervention for Children with Autism Spectrum Disorders. J *Autism Dev Disord.* Wellesley, v. 39, 2009.

CORTESI, F. et al. Sleep in children with autistic spectrum disorder. *Sleep Medicine*, v. 11, p. 659-664, 2010.

DAWSON, G.; ROGERS, J. S.; MUNDSON, J.; SMITH, M.; WINTER, J.; GREENSON, J.; DONALDSON, M.; VARLEY, J. Randomized, Controlled Trial of an Intervention for Toddlers With Autism: The EarlyStart Denver Model. *Pediatrics*, 2010.

GADIA, C.; TUCHMAN, R.; ROTTA, N. T. Autismo e Doenças Invasivas de Desenvolvimento. *Jornal de Pediatria.* Rio de Janeiro, v. 80, n. 2, 2004.

GRANDIN, T.; PANEK, R. *O cérebro autista pensando através do espectro.* Rio de Janeiro: Editora Record, 2015.

IBGE. Disponível em: <www.ibge.gov.br/brasil_em_sintese>. Acessado em: 29/10/2022.

Referências bibliográficas

KASSARI, C. et al. Making the connection: randomized controlled trial of social skills at school for children with autism spectrum disorders. *Journal of Child Psychology and Psychiatry*. Filadélfia, v. 53, n. 4, 2012.

LOSAPIO, M. F.; PONDE, M. P. Tradução para o português da escala M-CHAT para rastreamento precoce de autismo. *Rev. psiquiatr. Rio Gd. Sul.* Porto Alegre, v. 30, n. 3, p. 221-229, 2008.

MOREIRA, M.; MEDEIROS, S. *Princípios Básicos da Análise do Comportamento*. Porto Alegre: Artmed, 20099.

PEREIRA, M.; RIESGO, R. S.; WAGNER, M. Autismo infantil: tradução e validação da Childhood Autism Rating Scale para uso no Brasil. *J. Pediatr.* (Rio J.). Porto Alegre, v. 84, n. 6, p. 487-494, 2008.

ROBINS, D. Screening for autism spectrum disorders in primary care settings. *Autism*, v. 12, 5, p. 481-500, 2008.

ROGERS, J., S.; DAWSON, G. *Intervenção precoce em criança com autismo*: Modelo Denver para a promoção da linguagem, da aprendizagem e da socialização. Lisboa: Lidel, 2010

ROGERS, J., S.; DAWSON, G.; VISMARA, L. A. *Autismo*: Compreender e agir em família. Lisboa: Lidel, 2012.

ROGERS, J., S.; VISMARA, L. A.; WAGNER, L.; MCCORMICK, C.; YOUNG, G.; OZONOFF, S. Autism Treatment in the First Year of Life: A Pilot Study of Infant Start, a Parent-Implemented Intervention for Symptomatic Infants. *Journal Autism Dev Disorders*. Nova York, 2014.

SILVA, A.; GAIATO, M.; REVELES, L. *Mundo Singular*. Rio de Janeiro: Editora Objetiva, 2012.

SKINNER, B. F. *Verbal Behavior*. Nova York: Appleton-Century-Crofts, 1957.

SCHOPLER, E.; REICHLER, R. J.; DEVELLIS, R.; DALY, K. Toward objective classification of childhood autism: Childhood Autism Rating Scale (CARS). J *Autism Dev Disord*, v. 10, p. 91-103, 1980

TEIXEIRA, G. *Manual do Autismo*. Rio de Janeiro: Editora BestSeller, 2016.

_____. *O Reizinho da Casa*. Rio de Janeiro: Editora BestSeller, 2014

_____. *Manual dos Transtornos Escolares*. Rio de Janeiro: Editora BestSeller, 2013.

_____. Terapêutica medicamentosa no transtorno desafiador opositivo: Revisão da literatura. *Arq Bras Psiq Med Legal*. v. 100, n. 2. 2006.

WIROJANAN, J. et al. The efficacy of melatonin for sleep problems in children with autism, fragile x syndrome or autism and fragile x syndrome. *Journal of clinical sleep problems*, v. 5, n. 2, p. 145-150, 2009.